W E S T E N D

W0341698

CHRISTIAN VAGEDES

DIE VEGANE REVOLUTION

Gesünder leben,
Tiere schützen
und den Planeten retten

WESTEND

Mehr über unsere Autoren und Bücher:
www.westendverlag.de

Die Deutsche Nationalbibliothek verzeichnet diese Publikation in der Deutschen Nationalbibliografie; detaillierte bibliografische Daten sind im Internet über http://dnb.d-nb.de abrufbar.

Das Werk einschließlich aller seiner Teile ist urheberrechtlich geschützt. Jede Verwertung ist ohne Zustimmung des Verlags unzulässig. Das gilt insbesondere für Vervielfältigungen, Übersetzungen, Mikroverfilmungen und die Einspeicherung und Verarbeitung in elektronischen Systemen.

MIX
Papier aus verantwortungsvollen Quellen
FSC www.fsc.org
FSC® C083411

ISBN: 978-3-86489-288-2
© Westend Verlag GmbH, Frankfurt/Main 2021
Umschlaggestaltung: Buchgut, Berlin
Satz: Publikations Atelier, Dreieich
Druck und Bindung: CPI - Clausen und Bosse, Leck
Printed in Germany
Dieses Buch wurde mit veganem Kleber hergestellt.

Inhalt

I **PERSPEKTIVWECHSEL** 9

1 Außenansicht I 10

2 Darwins Innenansicht 13

3 Käse-Vermessung 15

4 Augiasstall 20

5 Vegantag: Fanatisch oder fantastisch? 23

II **CORONAVIRUS & CARNIVORUS** 27

1 Alles kommt zurück 28

2 Ausnerzung 31

3 Der große Reset? 35

4 Stakeholder oder Steakholder Value 39

5 Zwei Arten von Lockdown 41

III **VEGAN IST DER ELEFANT IM RAUM** 43

1 Kunst und Kultur 44

2 Selbstentwertung 47

3 Abendland 50

4 Elefant 56

5 Belastung und Entlastung 58

6 Sch(l)aflose Nächte 63

7 Die Präsidentenkrawatte 65

8 Historischer Käse 67

9 Illiberales Jägerlatein 70

10 Euphemismus Massentierhaltung 76
11 Echt Leder. Oder: Leider echt 78
12 Vegan ist der Elefant im Raum 82

IV WAS IST MÖGLICH? 85
1 Die neuen Erbsenzähler: Ist eine vegane Welt möglich? 86
2 Der sechste Sinn 89
3 Meer Veganer, bitte! Oder: Im Strudel des Unvorstellbaren 93
4 »Vegan ist mir zu extrem« 97
5 Beezwölf: Ein Dutzend Falschinformationen 99
6 Vegane Transformation – Geld verdienen mit Produkten, die niemandem wehtun 103

V AUF DAS KLIMA KOMMT ES AN 107
1 Eins-komma-fünf? C'est la vie 108
2 Das ist der Gipfel! 111
3 Der innere Klimawandel 115
4 Gratwanderung und Gradwanderung 119
5 Greta ist greater 121
6 Bio für alle geht nur vegan 124

VI ... UND DIE KLIMAANLAGE 129
1 Regenwaldfresser 130
2 Eiweißlücke 132
3 Bolsonaro oder Bolognese 135
4 Das Tor zum Weltverbrechen 145

VII DER DUFT DER WEITEN WELT 147
1 Wie man aus Sch… Geld machte, macht und damit die Welt zerstört 148
2 Kurze Intermission 152
3 Ein Planet wird immer noch geplündert 154

4 Die Wahrheit macht sich aus dem Staub 159
5 Deadzones in den Meeren.
Aber kein Sturm der Entrüstung 165

VIII THE COLORS OF DESTRUCTION 171
1 Die I.G. Farben und die bunten Hunde
der Weltgeschichte 172
2 Maschinen in Marsch setzen oder:
Alles im braunen Bereich 176
3 Die Saat, die aufging: Heute düngen wir
Deutschland und morgen die ganze Welt 180
4 Never change a running system.
Von der Grünen zur Veganen Revolution 183
5 Rainbow Warrior 190

IX HEILUNG 195
1 Cancel-Culture oder Cancer-Culture 196
2 Prof. Colin Campbell über Tierprotein 200
3 Exkurs: Kimba. Der weiße Löwe 205
4 Außenansicht II 207

WAS ICH SELBST TUN KANN ... 212

ANMERKUNGEN 215

I
PERSPEKTIVWECHSEL

1 Außenansicht I

Angenommen, intelligente Außerirdische rauschten mit einem Forschungsteam an unserem Planeten vorbei

Ein intergalaktisches Forschungsteam sucht nach Leben im Universum, denn Leben ist kostbar. Vielleicht findet man neue Freunde. Möglicherweise erweitert man sein Wissen und tauscht sich aus. Wer etwas gibt, bekommt etwas zurück. Die Forschenden finden nach langer Zeit tatsächlich, was sie suchen. Ihre Vermutungen stimmen. Auf dem neu entdeckten Planeten wimmelt es vor Leben. Von außen konnte man das nicht gleich erkennen. Ein kleinerer Teil besteht aus Landmasse, deren Farben sind eine Melange aus Beige- und Grüntönen. Rundherum ist der Planet mit beweglichen weißen, gasförmigen Wolken umzogen, die einen Teil der Flächen oft bedecken. Der überwiegende Teil dieses Planeten schimmert in einem wunderschönen tiefen Blau, das man im Universum nur sehr selten antrifft. Es macht den Planeten besonders reich. Der Farbton ergibt sich aus einem der wertvollsten Rohstoffe des Alls: H_2O und dem darin wachsenden Plankton.[1] Die Forschenden sind von der neu entdeckten Lebenswelt überwältigt. Ihre Bioscans begeistern das Raumschiffteam, denn sie erfassen fast neun Millionen Arten von Organismen. Sieben Millionen davon leben auf den Landflächen, zwei Millionen in der blauen Wassermasse.[2]

Dann macht das Team erschreckende Beobachtungen. Nachdem zunächst die herrschende Lebensart ermittelt wurde, die sich »Mensch« nennt, folgt auf die Bewunderung für den Planeten die Ernüchterung.

In der für den Planeten ermittelten Zeiteinheit »ein Jahr« zeigten die Ereignisscans des Forschungsteams, dass jeweils in einem solchen Zeitraum allein 58 000 000 000 sogenannter Hühner und 3 000 000 000 Enten gezielt umgebracht werden.[3] Die Bioscans zeigen, dass die Lebewesen von den dominanten Menschen nicht fair behandelt werden. Die meisten werden eingesperrt, obwohl es auf dem Planeten genug Platz gibt. Sogar das so schöne und lebensspendende Sonnenlicht wird den meisten einfach verweigert. Lieblos werden die Leben gefüttert und ab bestimmten Körpergrößen und erreichten Lebensabschnitten qualvoll eliminiert. Die toten Leiber werden der dominanten Herrscherlebensklasse zur eigenen Ernährung zugeführt. Zunächst hatten die Forschenden noch Mitleid mit den Menschen. Man ging davon aus, dass sie die toten Leiber bräuchten, um selbst leben zu können. Alle weiteren Untersuchungen deuteten jedoch auf etwas ganz anderes hin: Die Hühnerleben wurden nur aus rein eigennützigen Zwecken gequält und umgebracht. Offenbar geht es dem Dominanzleben um eine Art von Geschmackserlebnis. Ansonsten ist die Zuführung der Leiber nicht nur unnütz, sondern geradezu sinnlos. Tatsächlich stellt sich bei den weiteren Analysen heraus, dass sich das Dominanzleben damit selbst schadet, da der gesamte Planet durch die Unvernunft des Menschen immer stärker in Mitleidenschaft gezogen wird.

Etwas später erfolgt der nächste Schock: Die Planetenbeobachtung wird verfeinert und die Scantechnologie misst Ereignisse, die dem Schicksal der Hühner- und Entenleben in nichts nachstehen. Denn selbst eine dem Dominanzorganismus genetisch besonders nahestehende biologische Lebensform, die der Mensch »das Schwein« nennt, wird ähnlich barbarisch gehalten. Es stellt sich heraus, dass in einem Jahr sogar 1,4 Milliarden Schweine gekillt und der Ernährung zugeführt werden. Trotz der großen genetischen Ähnlichkeit. Auch 300 Millionen sogenannter Rinder, die auf manchen Teilen des Planeten als heilige Wesen gelten, geht es nicht anders. 517 Millionen »Schafe« kommen noch dazu. Auch hier stellt sich heraus, dass es bei beiden Lebensformen keinen vernünftigen Grund dafür gibt, diese

Leben auszulöschen. Immer mehr kommt jetzt über diesen traurigen Planeten ans Licht, der scheinbar im Begriff ist, vom Menschen ausgelöscht zu werden. Nicht auf einmal, aber in Raten.

Das eigenartig-makabre und bösartige Verhalten dieses Dominanzlebewesens gibt den Forschenden zahlreiche Rätsel auf. Eine derart selbstzerstörerische Spezies wurde bislang auf den Forschungsreisen im All noch nicht entdeckt. Der Rat der Forschungsföderation mahnt daher zu allerhöchster Vorsicht. Man möge sich nicht zu entdecken geben, um nicht die Forschenden ebenfalls in Gefahr zu bringen. Würde man einer solchen Spezies die eigene Raumfahrttechnologie näherbringen – was ansonsten Standard der Begegnungsprogramme der Forschungsflotte ist –, wer weiß, was der Mensch mit anderen Mitbewohnern im All anstellen würde? Würde er sie versklaven, züchten und ebenfalls essen?

Erste Rätsel sind jetzt gelöst. So ergaben genauere Prüfungen, dass nur der Mensch eine eigene Sprache benutzt, die über die schwingende Erzeugung von Lauten in deren Kehlen funktioniert und zu der auch eine Art Lappen im Mund des Menschen gehört. Zwar haben die anderen genannten Lebewesen auch solche – »Zungen« genannten – Lappen, können aber nicht sprechen. Leider ist die Seele des Menschen noch nicht so ausgeprägt, so die bisherige Einschätzung, dass sie die Sprache der Opfer außerhalb der Lautstimmen wahrnehmen könnte.

Dabei gibt es auf dem Planeten, den der Mensch »Erde« nennt, durchaus Geistesgegenwart, schon seit Tausenden Jahren. Der Mensch nennt sie »Religion« und »Philosophie«. Nach einer ersten Einschätzung der Föderationsforschenden verbieten viele dieser Denk- und Seelenschulen eigentlich, andere Lebewesen so zu behandeln, und gebieten eine friedliche Koexistenz. Was hier genau schiefgelaufen ist, wird untersucht werden müssen, aber das wird dauern. Die Mind- und Culturescan-Auswertung ist bekanntlich aufwendiger als die Analyse der Bioscans. Bis dahin zieht man sich sicherheitshalber von der Erde zurück. Manche kritisieren das, da sowohl die Opfer der Menschen als auch sie selbst und ihr Planet anscheinend dringend Hilfe benötigen könnten.

2 Darwins Innenansicht

Der Begründer der
Evolutionstheorie hatte über
unsere zukünftige Entwicklung
eine genaue Vorstellung

Charles Darwin erblickte im Jahr 1809 das Licht der Welt. Schon im zarten Alter von 22 Jahren umsegelte der Engländer den Planeten mit der HMS Beagle. An den Küsten Südamerikas und Australiens unternahm die Besatzung Vermessungsfahrten für die Royal Navy. Die Historiker sind sich darin einig, dass diese Weltreise die Grundlage für den späteren Ruhm Darwins legte. Er ging als großer Naturforscher und Mitbegründer der Evolutionstheorie in die Geschichtsbücher ein. Nach seinem Tod 1882 kursierten viele absurde Theorien, die sich auf seine Arbeiten bezogen. Einige dieser Theorien verselbständigten sich. Noch heute versteht man unter dem Begriff Darwinismus den Glaubensgrundsatz des »Survivals of the Fittest«, zu Deutsch in etwa: das Überleben des am besten Angepassten. Häufig wird dieses Motto interpretiert als »die Schwachen gehen zugrunde«.

Ein reizender Cousin Darwins mit Namen Francis Galton entwickelte daraus sogar ein Quasi-Tötungsprogramm – die Eugenik. Wenn sowieso nur die Starken überlebten, dann könne man auch darüber nachdenken, die Schwachen gleich zu töten, weil sie eh keiner bräuchte. Und außerdem: Wie gefährlich würde es werden, so die absurde Überlegung, wenn einmal die »Minderwertigen« zur Mehrheit werden sollten?

Darwin selbst hat schon in seinen frühen Werken stets die gemeinsame Herkunft allen Lebens betont. Und auch die Grausamkeit des Menschen sehr genau beobachtet. Daraus hat er, ganz Evolutionsbiologe, seine persönlichen Schlussfolgerungen gezogen. Er selbst war von den vielen Interpretationen und Missinterpretationen des Darwinismus weit entfernt. Mochte die Außenwelt auch versuchen, immer absurdere Grausamkeiten gegen andere Menschen und gegen Tiere mit seiner Evolutionstheorie zu rechtfertigen, seine Innenansichten sprechen eine ganz andere Sprache. Sie sind es in Anbetracht der Lage unseres Planeten wert, dass man sie aus den alten Kisten hervorstöbert und aufblättert. Als ich eine der Kisten öffnete, nämlich Darwins Schrift *Die Abstammung des Menschen und die geschlechtliche Zuchtwahl,* insbesondere das Kapitel *Vergleichung der Geisteskräfte des Menschen mit denen der niederen Tiere (1871)*, erhellte sich mein Blick. Sie machen Hoffnung. Charles Darwin gilt auch heute noch als Geistesgröße, Visionär und Wegbereiter unseres Verständnisses von Wissenschaft.

Es ist Zeit, dass wir seinen wahren Innenansichten nicht nur gedanklich folgen. Lauschen wir: »Sympathie über die Grenzen der Menschheit hinaus, d. h. Humanität gegen die niederen Tiere scheint eine der spätesten moralischen Erwerbungen zu sein. Wilde besitzen dieses Gefühl, wie es scheint, nicht, mit Ausnahme der Humanität gegen ihre Schoßtiere. Wie wenig die alten Römer dasselbe kannten, zeigt sich in ihren abstoßenden Gladiatorenkämpfen. Die bloße Idee der Humanität war, soviel ich beobachten konnte, den meisten Gauchos der Pampas neu. Diese Tugend, eine der edelsten, welche dem Menschen eigen ist, scheint als natürliche Folge des Umstandes zu entstehen, dass unsere Sympathien immer zarter und weiter ausgedehnt werden, bis sie endlich auf alle fühlenden Wesen sich erstrecken. Sobald diese Tugend von einigen wenigen Menschen geehrt und ausgeübt wird, verbreitet sie sich durch Unterricht und Beispiele auf die Jugend und wird auch eventuell in der öffentlichen Meinung eingebürgert.«[1]

3 Käse-Vermessung

Käse ist sooooo lecker, was soll denn daran, außer den Löchern, bitte schön nicht stimmen? Ist doch kein Fleisch

Ist es eigentlich vermessen, ein Stück Käse zu vermessen? Warum regt mich Daniel Kehlmanns Weltbestseller *Die Vermessung der Welt* dazu an? Nicht nur, weil das Stück Käse völlig unterschätzt wird in seiner ganzen Auswirkung. Die Vermessung eines Stücks Käse erklärt gut, warum Vegetarier*innen heute eine andere Wirkung auf das Weltgeschehen ausüben als Veganer*innen.

In Kehlmanns Roman stehen bekanntlich Alexander von Humboldt und Carl Friedrich Gauß im Dialog. Literaturkritiker*innen gehen so weit, dass sie behaupten, Kehlmann habe aus rein historischen Gesichtspunkten jede Menge Käse erzählt. Vor allem wäre sein Roman ein Widerspruch zu einem Grundsatz von Gauß, dem König der Mathematik. Sein Grundsatz lautet: Pauca sed matura, also Weniges, dafür Ausgereiftes. Das passt natürlich perfekt zum Stück Käse. In der Reife liegt die Würze.

Alexander von Humboldt wird folgender Satz zugeschrieben: »Grausamkeit gegen Tiere kann weder bei wahrer Bildung noch wahrer Gelehrsamkeit bestehen.« Ob er das wirklich gesagt hat, ist nicht so wichtig. Wichtig ist, dass er recht hat. Machen wir uns an die mathematisch genaue Vermessung eines Stücks Käse. Kombinieren wir dabei die Genauigkeit des Mathematikers Gauß mit der Humboldt in den Mund gelegten Aussage. Daraus könnte sich etwas entwickeln.

Etwas, das wir bisher bei unserer Liebe zum ausgereiften Stück Käse übersehen haben.

Es gibt Hunderte verschiedene Sorten Käse. Hergestellt aus der Milch von Kühen, Schafen oder Ziegen. An dieser Stelle vernachlässigen wir rücksichtsvoll den in Deutschland tatsächlich auftauchenden Käse, der mit Milben oder Spinnen gemacht wird, und konzentrieren uns auf den Käse, den man auf der Welt heute am meisten produziert.

Ein Kilo Käse verbraucht 5 000 Liter Wasser, 100 Gramm immer noch 500 Liter. Eine Packung Scheibenkäse hat durchschnittlich 200 Gramm. Ist uns wirklich bewusst, wie viel Wasser die dafür nötigen 1 000 Liter wirklich sind? Wie nervig ist es, nur eine einzige Kiste Mineralwasser zu schleppen? Nehmen wir an, dass sie aus zehn Flaschen Wasser à einem Liter besteht. Das macht pro Kiste gerade einmal zehn Liter Wasser. Für eine einzige Packung Käse mit 200 Gramm benötigt man eine Menge Wasser, die 100 dieser Wasserkisten entspricht.[1] Wenn das nicht vermessen ist …

Jede Umweltschützerin wäre im Recht, wenn sie allein aufgrund der Wasserverschwendung in Zukunft jedes Stück Käse gezielt meiden würde. Mittlerweile gehört es ja zum guten Ton, schon aufgrund der Transportwege nach Alternativen zur Getränkekiste Ausschau zu halten. Wasser ist schließlich ein kostbares Gut und die Trinkwasserreserven werden weltweit immer knapper.

Damit könnten wir – alle Umweltschützer*innen überzeugend – das Kapitel der Vermessung des Stücks Käse schließen. Klappe zu – Käse tot. Von wegen. Die Vermessung hat soeben erst begonnen.

Wussten Sie, dass nach offiziellen Angaben genau dieser Käse allein vier Prozent des weltweiten CO_2-Ausstoßes verursacht? Alle PKW, die unseren Globus befahren, verursachen zwölf Prozent des Ausstoßes an Kohlendioxid. Händeringend versuchen wir, den Verkehr durch Elektrifizierung zu verringern. Ließen wir den Käse weg, könnten wir ein ganzes Drittel der durch unsere Autos verursachten Emissionen an CO_2 einsparen. 100 Gramm Käse verursachen ganze 8,5 Kilogramm CO_2. Das sollten auch Umweltschützer*innen bei jeder nicht-veganen Pizza mitbedenken, die sie sich bestellen. Der Käse mag zum Dahinschmelzen sein, führt aber dazu, dass dem Eisbären seine Scholle unterm Hintern wegschmilzt.

In Sachen Klimaschädigung ist der vegetarische Käse kaum zu toppen. Doch ein Stück Rindfleisch bringt es sogar auf 13,3 Kilogramm CO_2. Und wenn wir noch genauer sein wollen, müssen wir jedem Klimaschützenden auch schnell die Butter vom Brot nehmen. Die steht nämlich ungeschlagen mit 23,3 Kilogramm an der Spitze der klimaschädlichen Lebensmittel.

Doch setzen wir die Vermessung des Stücks Käse fort. Einer Studie zur Folge macht Käse Menschen genauso abhängig, wie das sonst nur harte Drogen schaffen. Möglich macht das laut den Forschern der Michigan Universität der Morphineffekt. Sobald wir das Kasein verdauen, entsteht im Magen ein süchtig machender Stoff, das Casomorphin. »Kurz darauf stimuliert der Stoff unsere Rezeptoren im Belohnungszentrum des Gehirns, sodass im Körper ein ähnliches Hochgefühl entsteht, wie beim Konsum von Rauschmitteln wie Drogen.«[2] Obwohl solche Nachrichten auch von großen Nachrichtenagenturen verbreitet wurden, hat es noch nicht dazu geführt, dass der Käse in den Schul- und Hochschulkantinen gecancelt wurde. Wäre das angesichts der Forschungsergebnisse nicht geboten? Zumindest könnte dieser Morphineffekt, den jedes Stück Käse verursacht, doch eine nachvollziehbare Erklärung dafür sein, warum manche den Schritt in die vegane Ernährung nur schwer oder gar nicht schaffen: »Beim Käse hört der Spaß auf.« Haben Sie diesen Satz auch schon gehört?

Es ist nicht vermessen, einen Großteil der Bevölkerung ernsthaft als unbewusste Käsejunkies zu identifizieren. Mit der Vermessung eines Stücks Käse haben sich auch die Wissenschaftler*innen in Harvard etwas genauer befasst: »Nach den Daten, die der Epidemiologe Walter Willett und der Endokrinologe David Ludwig, beide von der Harvard T.H. Chan School of Public Health in Boston, in ihrer Publikation vorstellen, steigt mit zunehmenden Verzehr von Milch und Milchprodukten das Knochenbruchrisiko.«[3] Ganz zu schweigen da-

WASSERVERBRAUCH VON KÄSE

Quelle:
European Union/
European Environment
Agency (EEA)

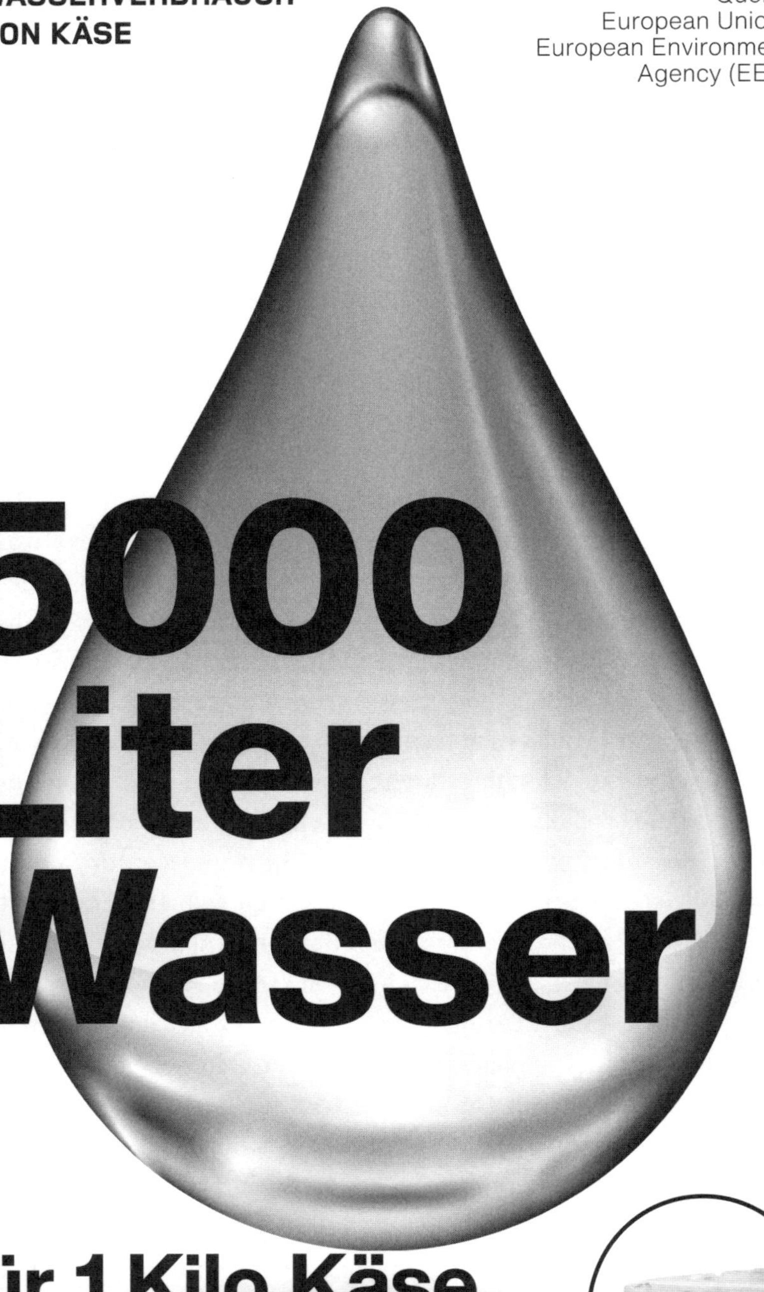

5000 Liter Wasser

für 1 Kilo Käse aus Tiermilch

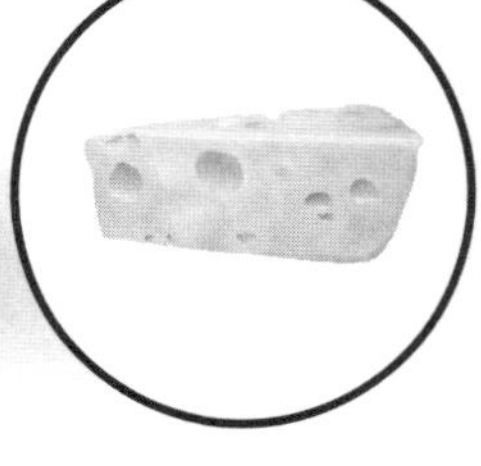

von, dass seit Jahrzehnten immer wieder von Wissenschaftlern vor dem Verzehr von Käse gewarnt wird, da er Krebs und andere Zivilisationskrankheiten begünstigen könne. Ist es nicht etwas seltsam, dass wir der Welt einerseits das Tragen von Masken verordnen, um die Verbreitung tödlicher Viren aufzuhalten, die Verbreitung von Käse aber unter den Gesichtspunkten der Gesundheitsfürsorge noch subventionieren?

Summa Summarum stinkt der Käse von Tieren im Grunde gewaltig zum Himmel. Die genaue Beschäftigung mit Tierkäse führt logischerweise dazu, dass wir ihn schnellstens durch vegane Käsealternativen ersetzen und damit aus der Welt schaffen sollten. Wenn Sie mich fragen, macht der vegane Camembert, den ich neulich in Paris aß, mehr als Hoffnung. Begeistert hat er mich auch deshalb, weil er – ehrlich gesagt – auch ganz ohne Casomorphin süchtig zu machten scheint. Sie müssen das nicht glauben. Probieren Sie selbst.

4 Augiasstall

Säue sind Schweine, aber sie sind
für die größten Schweinereien auf der Erde
nicht verantwortlich, das sind wir selbst

»Aller Fortschritt ist Ordnung« – im Deutschen nennt man das Gegenteil bezeichnenderweise Saustall. Ausgerechnet eines der am meisten leidenden Tiere, die Mutter der Schweine, die Sau, steht in unserer Sprache also für Unordnung.

Dabei tut man der Sau unrecht. Die Unordnung entsteht allein durch Menschen. Säue sind tatsächlich nicht nur extrem fürsorglich, sie sind auch perfekte Ordnungshüterinnen. Was Menschen den Säuen alles zuschreiben, fällt auf sie selbst zurück. In diesem Sinne haben wir die Welt in einen riesigen Saustall verwandelt. Die Sau selbst hätte es niemals fertiggebracht, sogar die beiden kostbarsten Schätze des Überlebens in Gefahr zu bringen: unsere Trinkwasservorräte und die Fruchtbarkeit unserer Böden. Sie sind nun aber versaut. Ausgerechnet das maßlose Verteilen der Gülle ist schuld. Gülle ist das hochgiftige und umweltschädliche Gemisch, das allein der Mensch durch seine Schweinehaltung entstehen lässt. Er allein hält die Schweine so, dass sie ihren Kot und ihren Urin unter sich lassen müssen. Sie selbst würden darauf weder wohnen noch beides vermischen. Der Mensch hat seinen globalen Saustall geschaffen, indem er dieses Güllegemisch auf dem gesamten Planeten verteilt hat. Es zerstört die Welt weitreichender, als es etwa die Atombombenabwürfe von Hiroshima oder Nagasaki vermochten. Wir werden uns diesen

Saustall genauer anschauen müssen. Und wir können nicht oft genug betonen: Die Sau ist unschuldig. Das »Schwein« ist der Mensch selbst.

Wenn Fortschritt Ordnung ist, dann müssen wir den Saustall wieder aufräumen, indem wir unsere Fehler korrigieren. Tiere auszubeuten, ist einer der größten Fehler, den Menschen begangen haben. Wir haben die Sklaverei – wenn auch nicht überall – unter uns Menschen abgeschafft. Dafür klopfen wir uns gegenseitig auf die Schulter. Die Versklavung der Tiere aber ist so umfassend, dass wir nicht wagen, sie sofort abzustellen. Jedoch ist es genau das, was wir sofort tun müssen. Wir müssen die Ausbeutung der Schweine, Rinder, Hühner und aller anderen Tiere sofort abschalten.

Entstehen konnte dieser Wahnsinn, der heute den Planeten ökologisch vielschichtig bedroht und uns Menschen moralisch völlig unglaubwürdig macht, auch durch Unordnung in unserem Denken: »Machet Euch die Erde untertan« ist nichts anderes als ein von uns total fehlinterpretierter Auftrag. Gemeint ist ein Führungsauftrag im Sinne eines Fürsorgeauftrags. Wir haben daraus eine Art Freifahrtschein gemacht, mit dem wir andere milliardenfach ausbeuten, quälen, töten und essen. Jetzt droht es uns selbst zu zerstören. Unsere Welt droht, im selbst geschaffenen Chaos zu versinken. Dabei verkennen wir sogar, dass fast alles hausgemacht ist und das Ergebnis alles dessen ist, was wir den Tieren angetan haben und antun.

Das neue Verständnis von echtem Leadership zeigt uns, wie wir uns über Jahrtausende hinweg irrten. Denn wahre Führung bedeutet, die Welt jeden Tag ein bisschen besser zu machen. Wir haben sie durch Ausbeutung aber jeden Tag ein bisschen schlechter gemacht.

Wir haben jeden Tag erneut mehr Gülle verteilt und mehr Todeszonen in Flüssen und Meeren hinterlassen. Das Leiden der Tiere haben wir dabei eiskalt überhört und übersehen. Wir haben so unsere Welt in einen Augiasstall verwandelt. Doch Umkehr ist möglich, wenn wir anfangen, unser Führungsversagen durch fürsorgliches Handeln zu ersetzen. Indem wir aufräumen. Die neue Ordnung kann nur eine vegane Welt sein. Nur so ist nicht nur wahre, sondern auch glaubwürdige Führung möglich, nur so ist der Schöpfungsauftrag, wenn man so will, ordentlich auszuführen.

5 Vegantag: Fanatisch oder fantastisch?

Ein Psychologieprofessor und der Chef
der »Zentralstelle für Weltanschauungsfragen«
haben ein gewaltiges Problem

»›Völker dieser Welt‹, sagt Christian Vagedes, ›schaut auf die Veganerinnen und Veganer.‹ Es ist Weltvegantag. Im Schatten des Brandenburger Tors in Berlin haben sich einige hundert Leute zusammengefunden. Um, wie Vagedes sagt, die Menschheit zu retten. Das gehe nur vegan. Und um für Milliarden zu sprechen, die das nicht könnten und litten. Milliarden Tiere. ›Ich erkläre mit großer Freude den Krieg gegen die Tiere für beendet‹, ruft der Präsident der Veganen Gesellschaft Deutschland, seine von ihm selbst gegründete Plattform.

Veganer gelten als progressive Bewegung, die sich aktiv für eine Welt engagieren, in der keine Tiere getötet und missbraucht werden und deutlich weniger CO_2 in die Atmosphäre gebracht wird. Eine gute Sache also«,[1] berichtete Peter Unfried, der Chefreporter der *taz*.

Im Anschluss folgten jede Menge Anschuldigungen des Psychologieprofessors Ernst-Dieter Lantermann. Er meint, ich sei nicht »radikal«, sondern »fanatisch«.[2]

Fantastisch! Seine Behauptungen stützt der Herr Professor nicht auf eine Unterhaltung mit mir. Auch nimmt er nicht direkt Bezug auf meine Reden und Texte. Er bezieht sich ausschließlich auf den Leiter der Zentralstelle für Weltanschauungsfragen der Evangelischen Kirchen, Dr. Kai Funkschmidt.

Im Gegensatz zu manch anderen politischen Aktivist*innen vor meiner Zeit war mein veganes Engagement nachweislich immer konsequent gewaltlos. Einem Dialog habe ich mich niemals widersetzt, sondern ihn aktiv gesucht und stets gefunden. Meine Mitstreiter*innen und ich haben keinen Feind aufgebaut, wie Lantermann behauptet. Stattdessen versuchten wir erfolgreich, den Herstellern von nicht-veganen Produkten ans Herz zu legen, dass man auch mit friedlichen Produkten Geld verdienen kann. Das hat gut funktioniert.

Aber wie kommen dann Lantermann und Funkschmidt auf derartig übertriebene Aussagen über Fanatismus und Feindschaft? Gibt es denn in Wirklichkeit noch so viel Weiteres, was so radikal und fanatisch ist wie der Umgang mit Milliarden Tieren? Ist es nicht auch radikal und fanatisch, wie sich Leute partout persönlich weigern, die eigene nicht-vegane Lebensweise als Teil dieser Radikalität zu ignorieren? Ist es nicht ein radikaler Irrglaube, jeder Mensch, Funkschmidt und Lantermann eingeschlossen, hätte ein gottgegebenes oder wie auch immer begründetes Recht darauf, Fleisch, Milchprodukte, Eier oder Fisch zu essen? Manchem scheint schon die Wirklichkeit selbst radikal genug zu sein. Zu dieser Wirklichkeit gehört das Kleinreden des unerträglichen Leidens anderer, das bequeme Übersehen der Zusammenhänge zwischen dem eigenen Kauf und Verbrauch von Produkten und dem Verschwinden der letzten Flächen Amazonas-Regenwald. Was ist eigentlich schlimmer? Darauf radikal und angeblich fanatisch hinzuweisen oder aber genüsslich sein Käsebrot und sein Steak zu genießen und dabei seine Mitverantwortung einfach auszublenden?

Ist der Ignorant der Bessere? Der – gedeckt von vielen weiteren Weggucker*innen – mit dem vermeintlichen Zeigefinger professoraler Scheinlogik auf den Fanatiker zeigt? Sowohl Lantermann als auch Funkschmidt führen andere lieber vor, als wirklich offen zu debattieren. Lantermann negiert, dass vegan die Welt retten könne. Funkschmidt hält vegan für eine Ersatzreligion. Beides ist Quatsch. Wenn wir die Welt schützen, ja heilen wollen, müssen wir uns der veganen

Sache annehmen. Je ehrlicher wir dabei mit unserer eigenen Mitverantwortung umgehen, umso höher ist die Chance, dass wir dabei unserem Planeten wirklich helfen, sich zu regenerieren. Es bleibt uns gar nichts anderes übrig.

Deswegen schreibe ich dieses Buch. Für alle, die den Mut haben, ihre eigene Ignoranz zu überwinden. Für die, die durchschauen, dass jene, die anderen (ohne Rückfrage) Fanatismus unterstellen, selbst nicht selten die größeren, eigentlichen Fanatiker*innen sind.

Radikal? Vegan ist tatsächlich radikal – radikal gut, radikal nötig und extrem bedeutsam. Den veganen Gedanken ignorant auszuklammern, ist dagegen nicht nur radikal dumm, sondern im Sinne der Menschen, der Tiere und der Umwelt nachweislich auch extrem gefährlich und die vegane Revolution deshalb unvermeidlich. Im Namen der Zukunft.

II
CORONAVIRUS & CARNIVORUS

1 Alles kommt zurück

Bekommen die Menschen jetzt zurück,
was sie selbst verursacht haben?
Oder haben die Viren nichts damit zu tun?

Woher stammt das Coronavirus (Sars-CoV-2)? Ist es aus einem Labor in Wuhan entwichen oder hat es sich von Tieren auf den Menschen übertragen? Es gab zahlreiche Antwortversuche auf diese Frage. Doch bei fast allen sind Tiere im Spiel, die von Menschen genutzt wurden. Wobei ausgenutzt sicher treffender formuliert ist. Ob es die gegrillten Fledermäuse waren, bei deren Verzehr das Virus zum ersten Mal auf einen Menschen übertragen wurde? So zumindest eine Theorie.[1] Oder waren es doch Versuche an Tieren im nur wenige Hundert Meter vom Wildtiermarkt in Wuhan entfernten Sicherheitslabor, in dem schon Jahre vor Ausbruch des Erregers an Biokampfstoffen geforscht wurde?[2]

Um die Tragweite der viralen Gefahren zu begreifen, lohnt sich ein Blick in die Geschichte. Auch vielen Virolog*innen und Ärzt*innen, die mit dem Thema vertraut sein sollten, ist noch nicht bewusst, dass schon das Masernvirus offenbar menschenverschuldet ist und im Zusammenhang mit der Tierausnutzung steht. Der berühmte Berliner Virologe Rudolf Virchow hatte eine Präparatensammlung an Viren erkrankter und verstorbener Patient*innen angelegt. Virchows Nachfolger führten die Sammlung fort. 1912 konservierten sie ein Präparat aus der Lunge eines zweijährigen Mädchens in Formalin, das im selben Jahr an ihrer Masernerkrankung verstorben war. Forscher*innen des Robert-Koch-Instituts (RKI) konnten inzwischen anhand dieser Probe mittels gentechnischer Rückverfolgungsverfahren das Alter des Masernvirus ausmachen. Es scheint ebenfalls – wie das Coronavirus –, aus China zu kommen und ist wohl eine Mutation des Rinderpestvirus. Dabei stellte sich heraus, dass das Masernvirus 1 400 Jahre älter ist als bisher angenommen. Möglicherweise brach es bereits 600 vor Christus aus. Damals wurden Rinder und andere von dem Virus betroffene Huftiere bereits von Menschen ausgebeutet. Das Virus konnte sich aufgrund der beengten Verhältnisse gut verbreiten. Die Rinderpest fand ihren Weg nach Europa durch mitgeschleppte Tiere.[3] Später ist das Virus auf den Menschen übergesprungen und heute als Masernvirus bekannt.

Die Verhaltensforscherin Jane Goodall, berühmt geworden durch ihre Beobachtung des Zusammenlebens von Schimpansen im Nationalpark von Tansania, hält auch das Coronavirus für einen logischen Schritt unseres Umgangs mit den Tieren. »Unsere Respektlosigkeit gegenüber wilden Tieren und unsere Respektlosigkeit gegenüber Nutztieren hat diese Situation geschaffen, in der Krankheiten auf den Menschen übergreifen und ihn infizieren können.«[4]

Eine jüngere Untersuchung der Jeremy Coller-Stiftung unterstreicht Goodalls Gedanken und weist nach, dass über 70 Prozent der Milch- und Fleischbetriebe den Ausbruch von Viren bedrohlich stark begünstigen. Der Ökonom Jeremy Coller erklärte unumwunden: »Die Massentierhaltung ist sowohl anfällig für Pandemien als auch schuldig an deren Entstehung. Es ist ein sich selbst sabotierender Kreislauf, der Werte vernichtet und Leben gefährdet. Um nicht die nächste Pandemie auszulösen, muss die Fleischindustrie gegen laxe Sicherheitsstandards für Lebensmittel und Arbeitnehmer gleichermaßen, gegen eng gehaltene Tiere und übermäßig verwendete Antibiotika vorgehen. Covid-19 könnte der Strohhalm sein, der der Fleischindustrie das Rückgrat bricht.«[5]

Durch Ausnutzung der Tiere

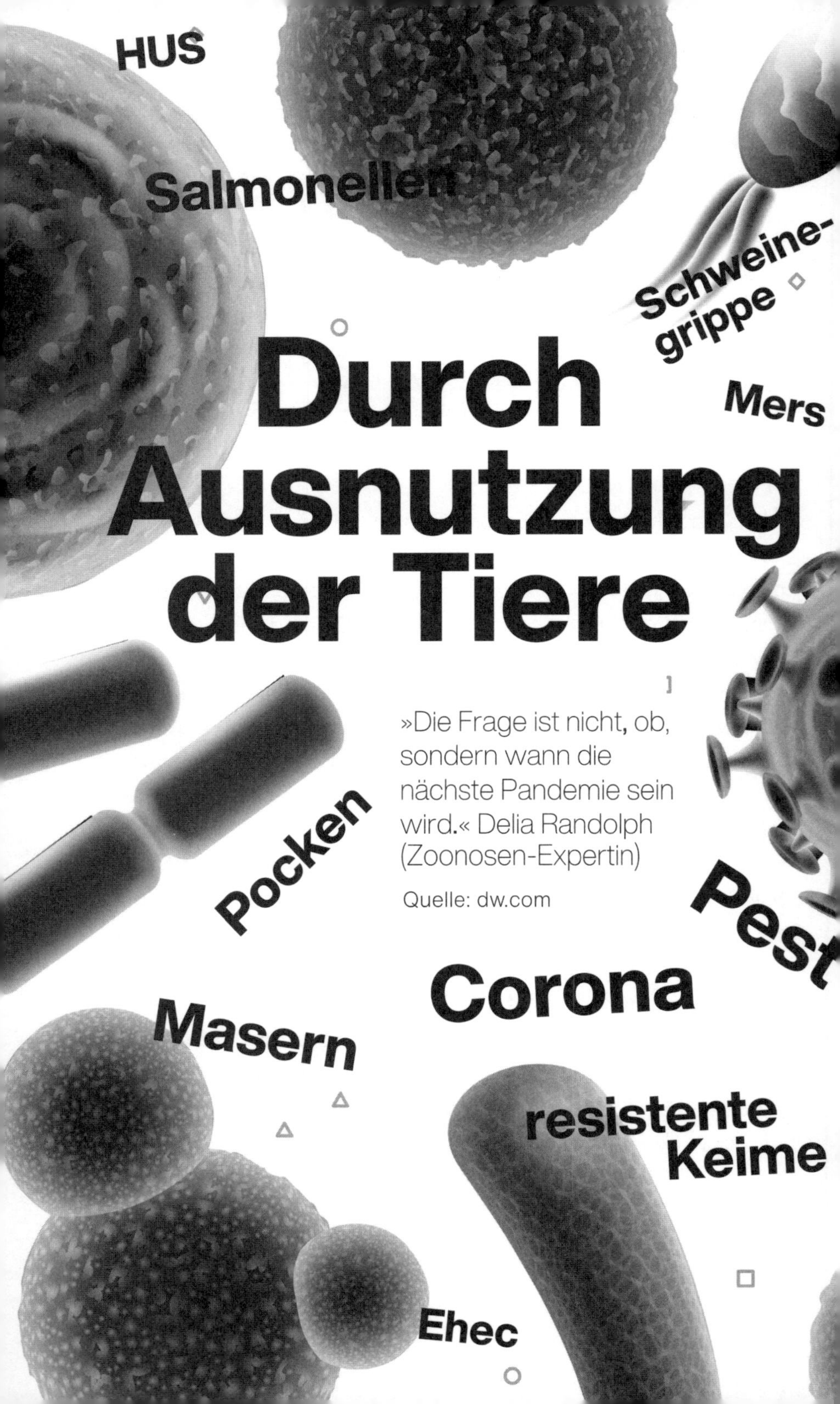

»Die Frage ist nicht, ob, sondern wann die nächste Pandemie sein wird.« Delia Randolph (Zoonosen-Expertin)

Quelle: dw.com

2 Ausnerzung

Die schlimmste Laus im Pelz scheint
wohl der Mensch zu sein. Und so stehen
die Pandemien vielleicht schon Schlange

Der nun 1 400 Jahre früher datierte erste Ausbruch der Masern lässt aufhorchen. Denn in den jetzt genannten Zeitraum fällt die Lebenszeit von Pythagoras, dem griechischen Weisen von Samos. Er und seine Gemeinschaft waren wohl die Ersten, die das aufrecht stehende Pentagramm als ihr Symbol nutzten. Lange galt es als Erkennungszeichen seiner Schule. Schon Pythagoras zog die rein pflanzliche Ernährung bewusst vor. Von Pythagoras stammen die weisen Worte: »Alles, was der Mensch den Tieren antut, kommt auf den Menschen wieder zurück.«[1] Unter seinen Schülern war tierische Nahrung daher unzulässig.

Übrigens nannte man Veganer früher Pythagoräer.

Ende 2020 gehen die Zahlen der positiv auf das Coronavirus Getesteten durch die Decke. Dänemark ordnet die Tötung von 17 Millionen Nerzen an. Begründet wird die mit Kohlenmonoxid durchgeführte Massentötung mit der Sorge um eine weitere Ausbreitung eines mutierten Coronavirus. Einige Nerze erkrankten an dem Virus und dieses mutierte. So entstand das sogenannte Cluster-5-Virus, welches durch die Nerze auf einige Hundert Menschen übertragen wurde.

Sorge macht sich deshalb nicht nur im Staate Dänemark breit. Befürchtet werden von führenden Wissenschaftler*innen weitere Mutationen. Das Cluster-5-Virus scheint Ende 2020 durch die Isolie-

Die 3 Hauptgründe
für zoonotische Krankheiten

1 »menschliche Nachfrage nach tierischem Protein«

2 »nicht nachhaltige Intensivierung der Landwirtschaft«

3 »verstärkte Nutzung und Ausbeutung von Wildtieren«

Quelle: Gemeinsamer Bericht International Livestock Research Institute und des Umweltprogramms der Vereinten Nationen (UNEP)

rung der infizierten Menschen und die Millionen-Keulung der Nerze bereits als ausgerottet, taucht allerdings in Süddeutschland mit tödlicher Folge wieder auf.[2] Ist ein gefährliches Virus erst einmal entwichen, kann man es so schnell nicht mehr eindämmen. Je mehr es bekämpft wird, umso stärker passt es sich an. So verbreiteten sich weltweit mehrere Mutationen. Manche davon mit erhöhtem Risiko für Infizierte.

Wissenschaftler*innen sind über den Ausbruch der Corona-Pandemie nicht überrascht. Sie erwarteten einen solchen Fall schon seit Langem. Krankheiten, die von Tieren auf den Menschen übertragen werden, sogenannte Zoonosen, sind generell gefährlich. Es können Viren, Bakterien und Pilze übertragen werden. Ein bedrohliches Arsenal.

»Die Frage ist nicht ›ob‹, sondern ›wann‹ die nächste Pandemie sein wird«[3], sagt Delia Randolph, die weltweit führende Expertin für die Ausbreitung von Zoonosen. »Seit wir gute Aufzeichnungen führen, sehen wir alle vier Monate eine neue menschliche Krankheit auftauchen, viele davon von Tieren [...] und das beschleunigt sich«, ergänzt sie. Bei einer einzigen Pandemie mögen schnell entwickelte Impfstoffe noch eine Abwehroption sein, jedoch sitzen wir durch die globale Ausbeutung von Tieren im Grunde auf mehreren Zoonosen-Fässern, die jederzeit hochgehen können.

Randolph ist Hauptautorin des gemeinsamen Berichts mit dem International Livestock Research Institute und des Umweltprogramms der Vereinten Nationen (UNEP), der sich mit den Gründen der Beschleunigung dieser Krankheiten beschäftigt. Die drei wichtigsten Gründe dieser explosiven Gefahren sind laut Randolph und dem Bericht:

1. Die steigende menschliche Nachfrage nach tierischem Protein,
2. nicht nachhaltige Intensivierung der Landwirtschaft,
3. verstärkte Nutzung und Ausbeutung von Wildtieren.

Oder klarer formuliert: das ganze dringend zu überwindende nicht-vegane menschliche Verhalten.

Dass sich schnell wieder Expert*innen finden, die solche klaren Aussagen verharmlosen, muss einen nicht verwundern. Die Konsequenzen erschüttern immerhin ganze bisher als unverrückbar geltende Berufs- und Weltbilder. Dass der Direktor einer tierärztlichen Hochschule, die ja mit der Massentierhaltung eng verbunden ist, sich dazu anders äußert, macht die Situation allerdings nicht ungefährlicher. »Ich glaube nicht, dass man die Massentierhaltung für Zoonosen verantwortlich machen kann«,[4] sagt etwa Paul Becher, Virologe an der tierärztlichen Hochschule Hannover. Becher irrt sich.

In erster Linie für die Zoonosen verantwortlich ist der falsche Umgang der Menschen mit den Tieren. Das schließt auch die Massentierhaltung und den nicht-veganen Konsum mit ein. Sowohl die geschlachteten Tiere als auch die durch Zoonosen an Krankheiten sterbenden Menschen müssen den Preis für diese Ignoranz zahlen. Offenbar wusste das auch schon der alte Weise von Samos. Die tickenden Zoonosen-Zeitbomben wirken auf mich wie sich selbst erfüllende Prophezeiungen des antiken Veganers. Wie Vorboten eines viel umfangreicheren Gegenschlags der Tierwelt gegen ihre Peiniger.

3 Der große Reset?

Das Weltwirtschaftsforum meint, dass nach Corona alles besser werden soll. Der Neustart kann gern kommen

Ein Zyniker sei jemand, der von allem den genauen Preis kennt, aber von nichts den wahren Wert. Klaus Schwab zitiert mit diesen Worten Oscar Wilde.[1] Letzterer war ein berühmter Mann des 19. Jahrhunderts. Klaus Schwab ist ein mächtiger und einflussreicher Mann des 21. Jahrhunderts. Er ist der Gründer des Weltwirtschaftsforums in Davos. Hier treffen sich jedes Jahr die ganz Großen aus Wirtschaft und Politik. Das von Schwab gegründete Weltwirtschaftsforum trommelt zum Neubeginn: »Covid-19 – The Great Reset«. Oder auf Deutsch: »Covid-19 – Der große Umbruch«.

Alles soll jetzt anders werden, besser, nachhaltiger. Wir müssten, so Schwab, endlich die Klimakrise in den Griff bekommen. Corona sei die Riesenchance dazu. So weit, so gut. Doch muss man Schwab dann auch in die Pflicht nehmen. Denn aus irgendwelchen Gründen weichen wir Menschen ja noch immer kollektiv aus. Noch immer drücken wir uns vor der ganzen Wahrheit. Natürlich hat Schwab recht. Der Zyniker ist der berechnende Typ, der mathematisch genau jeden Preis kennt, aber den wahren Wert sogar verneint. Vor dem wahren Wert des Lebens weichen wir aber auch kollektiv noch zurück. Es ist daher auch zu einfach, mit dem Zeigefinger auf die wirtschaftlich Übermächtigen zu zeigen, die sich in Davos treffen. Denn sie haben diese Welt nicht allein kreiert, die sich nicht im Modus des globalen Saustalls weiterdrehen kann, weil sie sich so nicht weiterdrehen darf.

Wir töten global jedes Jahr zig Milliarden Tiere. Zynischer geht es nicht! Über Nachhaltigkeit, Umweltschutz und Klimaschutz zu reden, ohne dabei das Massentöten von Tieren auch nur mit einem Wort zu erwähnen: Genauso achselzuckend gehen Zyniker schon immer über das Leid der Tiere hinweg, lassen es unerwähnt. Warum bloß? Was ist mit uns los? Sensationelle Fortschritte haben wir erzielt, technisch sind wir weit gekommen, aber menschlich sind wir auf der Stufe des Zynikers und der Zerstörerin stehen geblieben. Den letzten Schritt wagen wir nicht. Warum?

Hier beginnt die Revolution, die eine Revolution der Herzen ist. Wer den wahren Wert des Lebens erkennt, kann nicht weitermachen wie bisher. Wer nur technischen Fortschritt will und den Fortschritt im Mitempfinden weiter leugnet, schafft nur neue Attrappen. Hinter diesen Scheinfassaden der Glückseligkeit versteckt sich die Menschheit seit Jahrtausenden.

Viele Weise wussten das bereits. Religionsgründende und Erfindende, Philosophierende, Machende und Kunstschaffende. Leonardo da Vinci wusste das, Charles Darwin ebenso, Greta Thunberg weiß es und ich möchte, dass es auch Klaus Schwab weiß. Der »große Neustart« wäre nichts als eine weitere Attrappe, die wieder die nächste große zynische Ausrede aufbaut. Jeder Neustart wird vom Virus der größten menschlichen Lüge zerstört werden, die wir uns selbst geschaffen haben: des falschen Umgangs der Menschen mit den Tieren.

Die allermeisten Killerviren und Infektionskrankheiten haben eine entscheidende Ursache: Sie sind das Ergebnis unserer Ausnutzung unserer Mitlebewesen, der Tiere. Corona ist daher tatsächlich die große Chance auf den großen Neustart. Wir müssen ihn jedoch als Neustart unserer Menschlichkeit begreifen, als Reset unserer Herzlichkeit, unserer Empathiefähigkeiten, sonst werden wir versagen. Es ist unbegreifbar, dass wir immer noch zögern, obwohl die Karten jetzt offen vor uns auf dem Tisch liegen. Gleich ob Klimakrise und Regenwaldzerstörung, gleich ob Vernichtung der Artenvielfalt und Zerstörung der Ackerböden, alles hängt nicht nur irgendwie, sondern maßgeblich mit der Frage zusammen, wie wir mit Tieren umgehen. Vegan oder nicht-vegan ist dabei die entscheidende Frage!

Die vegane Revolution ist der wahre Schrittmacher für den Erfolg eines ehrlichen großen Neuanfangs, für den nächsten Schritt der globalen Menschheit. Es ist an der Zeit, diesen Fortschritt nicht nur zu denken, sondern gemeinsam mit allen Kräften zu gehen. Wir werden danach noch genug andere Herausforderungen haben. Und selbstverständlich müssen wir sie auch jetzt angehen. Wenn wir die vegane Revolution friedlich hinbekommen, erhalten wir noch einmal die kollektive Chance, die Dinge in den Griff zu bekommen.

Doch wir müssen es auch wollen. Denn wir Menschen sind nichts anderes als Meister der Verleugnung. Nicht erst seit ein paar Jahrzehnten, sondern seit Jahrtausenden. Wir haben in dieser Zeit die Tiere ausgebeutet. Vielleicht brauchten wir das für unsere Entwicklung. Aber wenn wir jetzt nicht damit aufhören, riskieren wir, dass wir uns selbst gar nicht mehr weiterentwickeln können. Auch alle Errungenschaften der Ingenieur*innen werden durch den Zynismus letztlich zugrunde gerichtet. Das Gefährliche am Zynismus ist, dass sein Gift das Potenzial zum kollektiven Selbstmord hat. Deshalb bete ich dafür, dass sich auch Klaus Schwab der veganen Revolution anschließt.

Veganes Wachstum

Pflanzliche Fleisch- und Wurstwaren 2012-2020 in 1000 Tonnen (Deutschland)

»Geld verdienen kann man auch mit Produkten, die niemandem wehtun.«
Christian Vagedes

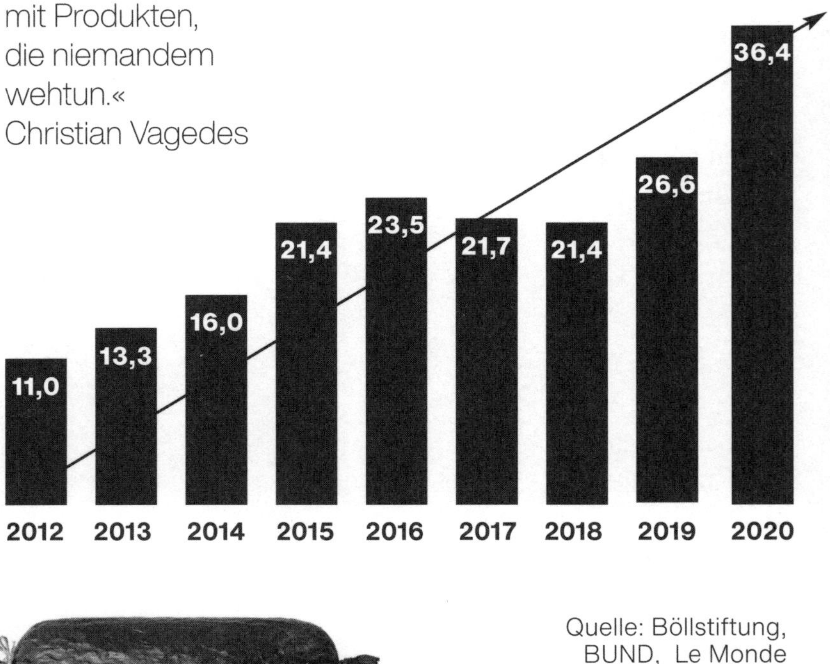

Quelle: Böllstiftung, BUND, Le Monde Diplomatique. Fleischatlas

4 Stakeholder oder Steakholder Value

Der bessere Kapitalismus gelingt auch dann,
wenn die produzierten Steaks
nicht aus toten Tieren gemacht sind

Es ist der neue Stakeholder-Kapitalismus, mit dem der große Neustart gelingen soll. Im klassischen Aktienkapitalismus zählte vorrangig das Interesse derjenigen, die die Shares (Aktien, Unternehmensanteile) besaßen. Es war die Rede vom Shareholder Value. Doch erstmals im Stanford der frühen 1960er-Jahre entwickelte man einen weitergehenden Begriff, den des Stakeholders. Stake steht für Erwartung, Einsatz, Anspruch. Er bezieht nicht nur das Profitinteresse des Shareholders ein, sondern letztlich alle, die betroffen sind, etwa die Umwelt und die Gesellschaft.

Klaus Schwab setzt sich mit seinem Wirtschaftsforum in Davos seit Jahrzehnten für diesen Gedanken ein. Er erklärt angesichts der Corona-Krise: »Wir müssen für unsere Wirtschafts- und Sozialsysteme komplett neue Grundlagen bauen. Jedes Land, von den USA bis China, muss mitmachen, und jede Industrie, von Öl und Gas bis zur Tech-Branche, muss transformiert werden.«[1]

Sibylle Barden-Fürchtenicht fasst in *Capital* zusammen, was genau das bedeutet: »In der Praxis bedeutet dies, ein Unternehmen dient nicht länger nur seinen Aktionären, sondern auch seinen Mitarbeitern, Kunden, Lieferanten, lokalen Gemeinschaften sowie Umwelt und Gesellschaft insgesamt. Dafür braucht es, wie bei einem Computer-Reset, das Herunterfahren des Betriebssystems, unseres Systems. Erst nach kompletter Überarbeitung kann die Neustart-Taste gedrückt werden.«[2] Klaus Schwab bringt es selbst auf den Punkt: »Wir brauchen den Übergang vom kurzfristigen zum langfristigen Denken, den Übergang vom Aktionärskapitalismus zur Verantwortung der Stakeholder. Ökologische, soziale und Good Governance müssen ein angemessener Teil der Rechenschaftspflicht von Unternehmen und Regierungen darstellen.«[3]

Das deutsche Unternehmen Rügenwalder Mühle ist aus meiner Sicht ein perfektes Beispiel für diesen Transformationsprozess. Es macht vegetarische und zunehmend auch vegane Fleisch- und Wurstalternativen einem Massenpublikum schmackhaft. Das Unternehmen wurde vor dem Krieg in Pommern gegründet und ist ein traditioneller Fleischwarenproduzent. Mittlerweile wird fast die Hälfte aller Produkte aus pflanzlichen Rohstoffen hergestellt. Und der Anteil steigt weiter. Das Unternehmen wird damit zunehmend den Stakeholdern gerecht. Übrigens auch den Shareholdern, denn mit veganer Wurst lässt sich gutes Geld machen. Rügenwalder Mühle ist mit einem Umsatzplus von 117 Prozent im Januar 2021 nahezu ein perfektes Beispiel.[4]

Der Neustart im globalen Sinne kann allerdings nur gelingen, wenn die entscheidenden Shareholder nicht nur Stakeholder Value ernsthaft beherzigen. Sie müssen auch damit aufhören, Steakholder zu sein, oder lernen, dass man auch vegane Steaks genießen kann. Ganz im Sinne aller Stakeholder.

5 Zwei Arten von Lockdown

Nur wenige Generationen erleben so etwas wie zu Corona-Zeiten. Vergessen wir dabei nicht etwas?

Auf den coronabedingten Lockdown reagierten Menschen verständlicherweise sehr unterschiedlich, dennoch sollten wir mal in uns gehen. Haben wir angesichts der Milliarden unnötiger Tieropfer überhaupt eine Vorstellung davon, wie arrogant und überheblich es ist, einer im Grunde lebensschützenden Maßnahme mit Empörung zu begegnen, solange wir nicht ansatzweise bereit sind, über unser eigenes Verhalten nachzudenken?

Sicherlich bin ich nicht der Einzige, der bei Lockdown an jene Mitlebewesen denken muss, deren ganzes Leben aus gar nichts anderem besteht als aus einem permanenten Lockdown. Und dieser Lockdown endet leider nicht mit der wiedererlangten Freiheit. Er ist nicht begrenzt auf einen Monat oder auf ein paar Monate, die wir kollektiv dazu nutzen, mit dem Virus zurechtzukommen. Das müssten doch auch die energischsten Kritiker*innen der Corona-Maßnahmen erkennen.

Ist das, was uns generell fehlt, nicht insgesamt eine bestimmte Art von Demut und Wehmut? Stellen wir wirklich immer nur unsere ganz eigenen Interessen in den Mittelpunkt? Ist es nicht gerade dieser überbordende globale Egoismus, der uns immer deutlicher vor große Herausforderungen stellt? Herausforderungen, die sogar in Katastrophen wie Pandemien, antibiotikaresistenten Keimen, zerstörten Wäldern und Meeren münden können? Es gibt doch kaum eine einzige solcher katastrophalen Gefahren, die wir uns nicht selbst zuzuschreiben haben!

Es war während der ganzen Corona-Zeit niemand da, der sich das zu sagen getraut hat. Einige pochten auf ihre Freiheit. Viele meinten die Freiheit, auf Partys zu gehen, die Freiheit, sich selbst mit anderen permanent zu amüsieren. Sie meinten die Freiheit, machen und tun zu können, was ihnen beliebt. Aber ist nicht gerade das – seien wir ehrlich – das Hauptproblem unserer Definition von Freiheit? Persönliche Freiheit, meinte John Stuart Mill, sei nur möglich, wenn der Mensch »die Tyrannei der Gewohnheit« überwindet.[1] Solange uns die Worte eines der bedeutendsten Denker der Freiheit entweder unbekannt sind oder uns völlig kaltlassen, werden wir selbst zu Totengräbern der Freiheit.

Jede nicht-vegane Wurst, jeder Schluck nicht-vegane Milch, jede Scheibe nicht-veganer Käse zerschneidet die Freiheit anderer und ist Teil der schlimmsten Tyrannei der Gewohnheit, die überhaupt nur denkbar ist. Schämt sich denn niemand dafür, das Partymachen einzufordern, den Missbrauch des Alkohols und der Drogen als Grundrecht einzufordern, ohne auch nur mit einem einzigen ehrlichen Gedanken gegen diese Tyrannei, die auch die schlimmste Barbarei ist, aufzustehen? Ist es in Wahrheit nicht sogar noch viel schlimmer? Sehr viele Menschen verstecken sich zugleich hinter der Tyrannei der Mehrheit. Mit dieser setzen sie Sargnägel in die Zukunft der Demokratie. Denn sie missbrauchen aus Gedankenfaulheit und Egoismus beides. Wir haben übrigens nicht nur die Pflicht, unseren Kindern und Enkelkindern und deren Kindern und Enkeln eine Welt zu hinterlassen, die noch lebenswert ist, sondern auch die Pflicht, geistigen Fortschritt nicht Jahrhunderte später dekadent mit Füßen zu treten. Es ist dringend Zeit für die globale Gedankenwende, die deutlich macht, dass jedes Aufbegehren gegen einen Lockdown, das den veganen Wandel ablehnt, nichts als egoistische Dekadenz markiert.

Die Grundvoraussetzung einer neuen Idee der Freiheit muss jene miteinschließen, denen wir sie bisher rauben. Denn für die Tiere ist täglich Lockdown. Von der ersten Stunde bis zur letzten leben sie in einem würdelosen und grausamen Knockdown.

III

VEGAN IST DER ELEFANT IM RAUM

1 Kunst und Kultur

Bitte nichts Unnatürliches zum Essen.
Aber was bedeutet das denn eigentlich
genau, Herr und Frau Besseresser?

»Mögen Sie Kunst?«

»Ich liebe Kunst!«

»Mögen Sie Fleischalternativen?«

»Nein, die sind mir zu künstlich.«

»Was ist Ihnen denn daran zu künstlich?«

»Ich esse lieber etwas Natürliches.«

»Also essen Sie ungekochtes rohes Frischfleisch?«

»Nein, das nicht, aber ich mag kein veganes Essen aus dem Chemielabor.«

»Wie meinen Sie das mit dem Chemielabor?«

»Da sind lauter künstliche Stoffe drin.«

»Haben Sie schon mal in die Inhaltsliste geschaut? Die Fleischalternativen bestehen aus pflanzlichem Protein, Gewürzen und Wasser. Das ist alles.«

»Das ist mir trotzdem zu künstlich. Denn das ist ja Fertigessen.«

»Dann sind aber Würstchen und Brot auch Fertigessen, oder? Essen Sie denn nur pures Fleisch?«

»Nein, das nicht. Ich möchte die Unterhaltung jetzt beenden. Ich möchte diese veganen Sachen nicht. Basta. Das ist schließlich meine Entscheidung.«

Seine oder ihre Entscheidung. Allerdings eine, die Folgen hat. Was wir essen, ist mittlerweile auch eine hochpolitische Frage. Denn wenn wir weitermachten wie bisher, riskieren wir, dass sich Umwelt- und Klimaschutz nicht so verwirklichen lassen, wie das nötig ist. Wie überzeugen wir aber nun diejenigen, die sich so bockig verhalten, wie die Böcke, die sie meinen unbedingt noch im Original essen zu müssen? Und das, obwohl vegane Würste, Schnitzel und Hack besser für uns alle sind?

Ich glaube, dass es an der Zeit ist, über Kultur zu sprechen. Weiterzumachen wie bisher ist eine Art von Barbarei. Denn wenn es jetzt Alternativen zu Fleisch- und Wurstprodukten gibt, ist es barbarisch, sie nicht zu essen. Zumal die neuen veganen Produkte sensorisch von den barbarischen nicht mehr zu unterscheiden sind. Sie sind außerdem besser für die Tiere, das Klima und für die Umwelt. Vegane Produkte, die barbarische ersetzen, sind Kulturerrungenschaften, die die menschliche Kreativität hervorgebracht hat. Übrigens zwingen sie uns dringend, über den Sinn der Tierschutzgesetze nachzudenken. Es brauche, so heißt es im deutschen und österreichischen, einen »vernünftigen Grund«, um Tiere zu töten.[1] Da man jetzt Angst bekommt, dass der sogenannte vernünftige Grund durch die veganen Alternativen weggefallen ist, sucht man nach Ausreden. In einem Kommentar heißt es nun etwa: »Die Schlachtung von landwirtschaftlichen Nutztieren und die Tötung von Futtertieren sind ex lege gerechtfertigt.«[2] Ex lege bedeutet nach dem Gesetz. Es geht also doch nicht um den vernünftigen Grund. Kreativ sind Menschen nämlich nicht nur, wenn sie vegane Alternativen suchen. Sie sind auch nie verlegen, Ausreden zu erfinden. Wobei ex lege alles andere als eine kreative Ausrede ist. Solche Kommentare erinnern an die Vereinigten Staaten, die den Rassismus offiziell abschafften und in einigen Bundesstaaten dennoch ex lege betroffenen Bevölkerungsgruppen ihre Rechte vorenthielten.

Hoffnung macht das deutsche Tierschutzgesetz indirekt, wenn man die wichtigsten juristischen Kommentare dazu liest. Der Punkt, es brauche zur Tötung jeweils den vernünftigen Grund, hänge stark von der sozialen Akzeptanz des genannten Grundes ab. Ansichten über solche Fragen wandelten sich. Konkret heißt das nichts anderes, als dass die Frage bald eine sehr politische wird. Wenn nämlich, so sage ich schon jetzt voraus, noch mehr vegane Fleischalternativen in den Regalen liegen und außerdem Zellfleisch ohne Tiertötung produziert werden wird, dann fällt genau jene soziale Akzeptanz rapide weg und somit gibt es auch keinerlei vernünftigen Grund zur Tötung von Tieren mehr. Zumindest das deutsche Tierschutzgesetz enthält diese Möglichkeit also bereits im Keim. Das ist gut und richtig.[3]

Die Konservativen möchte ich daran erinnern, dass Kultur aus dem lateinischen Verb colere stammt. Auf Deutsch bedeutet das bebauen, pflegen, urbar machen, ausbilden, nicht stehen bleiben. Vegane Produkte ersetzen die barbarischen und bilden das nötige Neue heraus. Dabei erhalten sie die Tradition. Sie sind ein wichtiger Fortschritt, der uns endlich das Makel des Machtmissbrauchenden gegenüber unseren Mitlebewesen nimmt. Wer bewahren will, muss mit der Zeit gehen.

2 Selbstentwertung

Verdrängen wir es? Verleugnen wir es?
Wohinter verstecken wir uns?
Es schaut uns beim Lesen niemand zu

Verdrängen wir das Schicksal der Tiere und alle damit zusätzlich verbundenen schlechten Konsequenzen? Nein, würde es stimmen, könnten wir nicht mehr ruhig schlafen. Es gibt eine vermeintlich bessere Methode, sich zu schützen. Diese Methode ist eine Waffe. Sie heißt Verleugnung. Wir verleugnen mittels dieser Waffe das, was wir den Tieren antun. Jede verlogene Ausrede ist dabei Teil der zerstörerischen Waffenmechanik. Unser Arsenal der dümmsten Ausreden schützt uns vor moralischen Konsequenzen. Die stärkste dieser Ausreden denken Noch-nicht-Veganer sehr oft, sie lautet: Tiere zu essen kann nicht falsch sein, weil es die meisten anderen auch tun. Sie wissen selbst, dass diese Ausrede faul ist. Denn würden alle täglich einen anderen Menschen töten, könnte man ebenso argumentieren: Alle machen das, also ist es okay. In Kriegszeiten war das tatsächlich eine Ausrede und ist es noch heute. Zum Frieden in der Welt trägt sie jedoch nicht bei. Es gab in den 1960er-Jahren einen Aufkleber aus der Zeit der Studentenrevolte. Auf ihm stand: »Fresst mehr Sch…, Millionen Fliegen können sich nicht irren.« Dieser Sticker ist zwar ekelig, aber er veranschaulicht schonungslos ehrlich, worum es geht.

Wenn wir ehrlich mit uns selbst sind, entdecken wir noch eine weitere Seite in uns. »Sapere aude« – »habe den Mut, Dich Deines eigenen Verstandes zu bedienen«. Das versuchen wir alle mehr oder weniger jeden Tag aufs Neue. »Aufklärung« schrieb Kant, sei »der Weg aus der selbstverschuldeten Unmündigkeit«. Da kann ich nur sagen: Es lebe die Aufklärung! Aber wie bitte geht eigentlich der Weg aus der *nicht* selbst verschuldeten Unmündigkeit? Ich meine, es ist Zeit, ihn zu skizzieren. Und zwar so einfach auf den Punkt gebracht, dass uns die neue Aufklärung auf einen neuen Weg führt. Mama, Papa, Oma und Opa haben uns das Essen von Tieren schon in einem Alter vorgemacht, als wir noch keine freie Wahl hatten. Das ist keine Anklage! Das elterliche und großelterliche Essverhalten haben wir nicht hinterfragt, sondern einfach übernommen. Wir haben es nicht hinterfragt, weil wir es gar nicht konnten. Wir waren unmündig! Nur ganz wenigen von uns war es vergönnt, aus dieser Selbstverständlichkeit auszubrechen. Etwa weil zufällig einmal die richtige oder falsche Frage gestellt wurde. Doch je länger solche Fragen nicht aufkamen, desto länger gewöhnten wir uns an die fatale Beteiligung unfassbarer Grausamkeit gegen Tiere und Umwelt. Es handelt sich um einen noch gar nicht erkannten Funktionsfehler in unserer kollektiven Kulturentwicklung.

Das Knifflige ist jetzt, dass wir aus Bequemlichkeit gern »Herdentiere« sind. Das hören wir ungern, ist aber tatsächlich so. »Wieso«, hatte ich meinen Großvater beim Strandspaziergang gefragt, »haben so viele alte Männer eine Hand beim Spazierengehen hinterm Rücken angewinkelt?« Er erklärte mir, dass der letzte Kaiser einen deformierten Arm hatte und deswegen so spazieren ging. Das wiederum äfften dann viele seiner Untertanen nach, meistens ohne darüber nachzudenken. Der Konsum von Tierprodukten ist noch viel weiter verbreitet. Daher wundert es nicht, dass er nicht selbstverständlich hinterfragt wird. Wir kennen es nicht anders und eine Wahl hatten wir nicht. Es ist erstens irgendwo unter unseren Selbstverständlichkeiten versteckt. Und zweitens führt das leider auch nicht zwangsläufig dazu, das Verhalten unserer Eltern und Großeltern zu hinterfragen. Das macht man nicht gern. Sobald man aber weiß, dass es ihnen schon nicht anders ging als uns selbst, können wir beruhigt durchatmen. Jetzt brauchen wir nur noch die Ausrede loszulassen: »Die anderen machen das auch …« Sind Sie schon dazu bereit?

Ob Sie die Frage mit einem Ja oder einem Nein beantworten, ist gar nicht so wichtig. Wenn Sie sie stellen, werden Sie schon den Weg finden. Sie führt schnurstracks aus der Sackgasse der Verleugnung heraus. Die Verleugnung des Schicksals der Tiere ist auch eine Art von Selbstverleugnung. Denn wir entwerten uns selbst zugleich.[1] Bewusst vegan zu leben ist deshalb einfach eine sehr praktische Selbstaufwertung. Ist sie erfolgt, werden wir wacher und können dann auch besser schlafen. Schon, weil es unser Gewissen beruhigt. Es tut nämlich gut, nicht mehr persönlich verstrickt zu sein.

Vor~~ur~~teil

Vorurteil:

Kuchen ohne Eier gibt es nicht.

Vorteil:

Doch, und zwar mindestens genauso lecker. Statt Eiern einfach Apfelmus oder Ei-Ersatz nehmen.

3 Abendland

Manche Abgeordnete meinen wohl, sie seien zu hart für gute Ideen. Die Cäsaren des 21. Jahrhunderts und ihre geheime Bettlektüre

Warum hat man nicht schon vor 100 Jahren die vegane Idee verwirklicht und gefördert? Liegt es an einzelnen Menschen? Warten wir auf den Startschuss von oben? Trauen wir uns vegan erst zu, wenn wir eingeladen werden? Brauchen wir eine Art amtliche Extra-Einladung? Mich hat diese Frage schon lange beschäftigt. In der Kantine des Deutschen Bundestags fiel beiläufig ein Satz, der mich aufhorchen ließ, und ich begann zu recherchieren.

Von einer Abgeordneten, die vegan geworden war, wurde ich eingeladen. Sie wollte die Kantine des Bundestages veganer machen, damit sie und andere dort moderner essen könnten. Dafür bat sie mich um Hilfe und ich brachte einen veganen Experten für die Belieferung von Großküchen mit. Das klappte übrigens alles sehr gut. Der Caterer des Bundestags hatte die veganen Zeichen der Zeit längst erkannt. Er war von der veganen Idee genauso angetan und überzeugt wie wir. Etwas schwerer damit taten sich allerdings einige der Abgeordneten. Ich freute mich, dass neben meiner Gastgeberin selbst Wochen zuvor auch ihre Fraktionsgeschäftsführerin darum bat, an unserem Gespräch teilzunehmen. Als wir uns dann im Bundestag trafen, war sie aber doch nicht mit dabei.

Die Erklärung war etwas seltsam. Die Fraktionsgeschäftsführerin wurde von ihren männlichen Kollegen zurückgepfiffen, was ich schon aus Gründen der Gleichberechtigung befremdlich fanden. Um eine genaue Erklärung war die Abgeordnete etwas verlegen. Es war ihr hör- und spürbar peinlich. Die Abgeordnete meinte, ihre Fraktionskollegen hätten noch gewisse Vorurteile gegen eine vegetarische oder vegane Ernährung, weil sie »nur etwas für Schwächlinge sei«.

Denken Sie jetzt auch an Patrik Baboumian, den stärksten Mann Deutschlands? Ein Veganer, der Baumstämme hebt, mit riesigen Treckerreifen um sich wirft und LKW zieht – alles mit der Kraft seiner Muskeln?[1] Interessiert Sie herauszufinden, warum derartig weltfremde Gedanken im Parlament herumgeistern? Warum aus Sicht mancher Politiker offenbar sogar das Abendland untergeht, wenn wir uns vegan ernähren? Meine Erheiterung verflog, sobald ich begann, tiefer zu graben.

Politiker*innen orientieren sich nicht nur an Wählerstimmen allein. Sie brauchen auch gute Kontakte zu den führenden Wirtschafts-

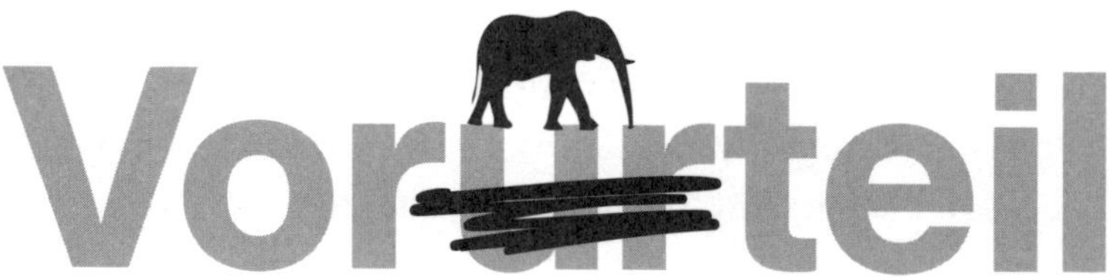

Vorurteil:

Ohne Fleisch und Käse kann man keine Muskeln aufbauen.

Vorteil:

Jeder Elefant, jedes Nashorn und jeder Schimpanse beweist das Gegenteil: Die essen nur Pflanzen. Olympiasieger wie Carl Lewis, Wimbledon-Siegerin Martina Navratilova oder der stärkste Mann Deutschlands, Patrick Baboumian, widerlegen den Unsinn.

bossen und Milliardär*innen. Denn das sind einflussreiche Leute, die auch in Sachen Außenpolitik immer schon ein Wörtchen mitreden durften. Will man in der Politik etwas erreichen, so kommt man als politische Führungskraft nicht an denen vorbei. Welche Gedanken haben solche Leute? Welche Bücher lesen sie?

Bei meinen Recherchen stieß ich immer wieder auf einen Namen, der für die ganz Einflussreichen eine gewisse Bedeutung zu haben scheint: Oswald Spengler. Noch nie gehört? Der großen Mehrheit der Wähler*innen sagt dieser Name wirklich gar nichts. In manchen mächtigen Kreisen aber ist das anders.

Peter Thiel, der 1967 in Frankfurt am Main geborene US-Milliardär, der PayPal gründete und einer der ersten Investoren von Facebook war, kennt den Namen Oswald Spengler sehr gut. In einem Interview mit *Welt* sagte Thiel: »Oswald Spengler fühlt sich auch nach 100 Jahren trotz aller Fehler und Irrtümer seltsam prophetisch an.«[2] Und Henry Kissinger, der vielleicht wichtigste strategische Kopf der US-amerikanischen Außenpolitik, konnte manche Texte von Oswald Spengler sogar auswendig sprechen. Kissinger, 1923 in Fürth geboren, war im Vietnam-Krieg Außenminister der USA und bis zu Trump einer der wichtigsten Berater sämtlicher US-Präsidenten. Der *Spiegel* schrieb 1974 über ihn: »Und dass Kissinger selbst von Oswald Spengler tief beeindruckt war (ein Kissinger-Kommilitone: ›Es war beinahe so, als wandele der Geist Spenglers an seiner Seite‹).«[3]

Was macht diesen Oswald Spengler so interessant für so einflussreiche Leute wie Thiel und Kissinger? Der Autor Oswald Spengler hatte nach dem ersten Weltkrieg einen Bestseller veröffentlicht, der sich 200 000-mal verkaufte: *Der Untergang des Abendlandes*. Viele Leser*innen, die sich eine Erklärung für ihre Kriegserlebnisse erhofften, enttäuschte das Buch. Für viele Einflussreiche aber wurde es eine Art von Kultbuch. Denn Spengler schrieb vor allem auch über sie, die er »die neuen Cäsaren« nannte. Der römische Kaiser Cäsar gilt bis heute als eine der mächtigsten Herrscherfiguren der Geschichte. Die Wörter »Kaiser« und »Zar« sind, nebenbei bemerkt, dem Wort »Cäsar« entlehnt.

Was genau aber hat denn Oswald Spengler nun über diese neuen Cäsaren geschrieben und wen genau meinte er wohl damit? Spengler hat im *Untergang des Abendlandes* den Prototypen dieses neuen Herrschers ausgemacht. Einen, der zu Spenglers Zeiten tatsächlich existierte und dessen Namen heute kaum noch jemand kennt: Cecil Rhodes. Das war ein spannender Zeitgenosse und wie auf Cäsar gehen auch auf Cecil Rhodes ein paar Namen zurück.

Mit dem in Hamburg geborenen Alfred Beit hatte Rhodes das Diamanten-Imperium DeBeers aufgebaut. Sie wissen schon: »Ein Diamant ist unvergänglich.« Rhodes hatte sich ganze Länder in Afrika untertan gemacht und die Diamanten- und später auch Gold- und anderen Rohstoffminen quasi unter einen Hut gebracht. Das liest sich im Überfliegen der Zeilen einfacher, als es war. Es war eben tatsächlich »cäsarisch«. Rhodes gründete Staaten, die dann dem britischen Empire noch zu seinen Lebzeiten einverleibt wurden. Diese Länder trugen schließlich sogar seinen Namen: Süd- und Nord-Rhodesien. Erst 1980 wurde Süd-Rhodesien im Zuge der Unabhängigkeitsbestrebungen afrikanischer Völker zu Simbabwe und Nord-Rhodesien zu Sambia.

Und Rhodes, dieser neue Cäsar, der Prototyp des neuen Herrschers, hinterließ ein folgenschweres Testament. Für manche Verschwörungstheoretiker*innen war es sogar die Geburtsstunde der modernen westlichen Außenpolitik. Aber auch ohne verschwörungsgläubige Dazudichtungen ist sein Testament indirekt so etwas wie die Geburtsurkunde der beiden bekanntesten Thinktanks der westlichen Außenpolitik. Denn Rhodes Testamentsvollstrecker, Sir Alfred Lord Milner, gründete unter Anleitung dieses Testaments die »Milners Kindergarten« genannten Gesprächskreise Round Table und die gleichnamige Zeitschrift. Aus diesen ging das berühmte britische Royal Institute of International Affairs (auch Chatham House genannt) hervor.Und das ebenfalls in New York ansässige Council on Foreign Relations (CFR).[4] Beide sind geschichtsprägend. Auf der Versailler Friedenskonferenz waren Mitglieder dieser beiden Organisationen maßgeblich.[5] Der *Spiegel* schrieb über den CFR, er würde »gelegentlich auch als das wahre State Department«[6] der USA bezeichnet. PayPal-Gründer Thiel, der Spenglers Texte immer noch sehr wichtig findet, ist ständiges CFR-Mitglied. Kissinger war jahrzehntelang aktives Mitglied und zwischenzeitlich Direktor.[7]

Doch zurück zu Oswald Spengler. In seiner Würdigung Cecil Rhodes, schrieb er wörtlich: »Ich lehre hier den neuen Imperialismus.«[8] Rhodes sei »der erste Mann der neuen Zeit«. Und: »Rhodes verstand unter erfolgreicher Politik einzig den territorialen und finanziellen Erfolg.«[9] Die Zukunft gehöre den »metallharten Naturen« wie ebenjenem Rhodes. »Deshalb sehe ich in Cecil Rhodes«, schrieb Spengler »den ersten Mann einer neuen Zeit.« Rhodes »repräsentiert den politischen Stil einer ferneren, abendländischen, germanischen, insbesondere deutschen Zukunft. Sein Wort ›Ausdehnung ist alles‹ enthält in dieser napoleonischen Fassung die eigentlichste Tendenz einer jeden ausgereiften Zivilisation.«[10]

So weit, so gut. Was aber hat das jetzt mit dem Thema vegan zu tun? Wieso halten einige unserer vor allem männlichen Politiker und Milliardäre vegan als etwas für Schwächlinge? Es könnte allen Ernstes an Oswald Spengler liegen. Aber lesen Sie einfach selbst, was der »Prophet des neuen Zeitalters« vor hundert Jahren seinen damaligen und heutigen Fans ins Stammbuch schrieb:

»[...] der Mensch ist ein Raubtier. Feine Denker wie Montaigne und Nietzsche haben das immer gewusst.«[11] Es gehe um die »Rangordnung des Lebens, nicht des Leibes«.[12] Aber was genau bedeutet das für die Stellung des Menschen? »Das Raubtier ist die höchste Form des freibeweglichen Lebens. Es bedeutet das Maximum an Freiheit von andern und für sich, an Selbstverantwortlichkeit, an Alleinsein, das Extrem der Notwendigkeit, sich kämpfend, siegend, vernichtend zu behaupten. Es gibt dem Typus Mensch einen hohen Rang, dass er ein Raubtier ist.

Ein Pflanzenfresser ist seinem Schicksal nach ein Beutetier und sucht sich diesem Verhängnis durch kampflose Flucht zu entziehen. Ein Raubtier macht Beute. Das eine Leben ist in seinem innersten Wesen defensiv, das andere ist offensiv, hart, grausam, zerstörend.

Schon die Taktik der Bewegung unterscheidet sie — auf der einen Seite die Gewohnheit des Fliehens, der schnelle Lauf, das Winkelschlagen, Ausweichen, Sichverstecken, auf der andern die geradlinige Bewegung des Angriffs, der Sprung des Löwen, das Herabstoßen des Adlers. Es gibt eine List, ein Überlisten im Stile des Starken und des Schwachen. Klug im menschlichen Sinne, aktiv klug, sind nur Raubtiere. Pflanzenfresser sind im Vergleich dazu dumm, nicht nur die Tauben ›ohne Falsch‹ und der Elefant, sondern selbst die edelsten Arten der Huftiere: der Stier, das Pferd, der Hirsch, die erst in der blinden Wut und der geschlechtlichen Erregung fähig sind zu kämpfen, und sich sonst zähmen und von einem Kinde leiten lassen.«[13]

Haben Sie das gerade gründlich gelesen? Bleibt Ihnen die Spucke weg? Müssen wir uns noch über irgendetwas wundern in der Weltgeschichte der letzten Jahrzehnte, wenn einige unserer wichtigsten und einflussreichsten Köpfe solche Gedanken haben?

Jetzt verstehen vielleicht auch Sie besser, was ich in der Kantine des Bundestags erlebte. Warum es männliche Abgeordnete gibt, aus deren Sicht Veganer*innen eine Art vermeintlicher Schwächlinge sind. Ganz im Spenglerschen Salonlöwen-Slang.

4 Elefant

> Der Löwe markiert den großen Max.
> Aber er ist auch ein faules Raubtier, das gern
> Fleisch frisst – und der vegane Elefant?

Noch heute gilt der Löwe als der König der Tiere. So wie ihn auch Spengler beschrieben hatte. Aber beim Elefanten irrt sich Spengler. Der sanfte Riese ist nicht nur Veganer, sondern auch ein Vorbild im Umgang mit seinesgleichen. Er ist einfach elefantastisch sozial und mitfühlend. Vergleichen wir ihn rein sportlich mit dem Löwen, irrt sich Spengler gewaltig. Selbst auf dem Spenglerschen Niveau des Nur-der-Stärkere-gewinnt-Denkens.

Denn treten Elefant und Löwe gegeneinander an, gewinnt nicht selten der Elefant. Er ist als Pflanzenfresser nämlich deutlich stärker und auch intelligenter als der Löwe. Es gibt Dutzende Filmbeiträge, die die Überlegenheit des Elefanten zeigen. Elefanten schütteln dank ihrer Kraft und Intelligenz auch mehrere angreifende Löwen gleichzeitig ab. Die Löwen geben irgendwann entnervt auf. Hätte Spengler YouTube gehabt, es hätte ihn wohl enttäuscht.[1]

Das Tragische ist, dass nicht nur Spengler irrte, sondern mit ihm auch große Teile des Abendlandes, respektive des gesamten Westens. Der Westen geht sicher nicht deshalb unter, weil die Menschen Milliarden Tiere töten und essen und sich fortführend weigern, mitfühlend zu sein. Eher geht der Westen daran zugrunde, dass er sich selbst vernichtet. Weil die von ihm hochgehaltenen Werte letztlich so lange eine Scheinfassade bleiben, bis er die Tierwelt und die Natur nicht mehr ausbeutet, sondern damit anfängt, wahre Führung zu übernehmen. Wir leben ein Jahrhundert nach Spengler endlich in einer Zeit, in der dieser Übergang in greifbare Nähe rückt. Dank beherzter Menschen und kreativer Leistungen der Lebensmittelentwicklung widmen wir uns immer mehr dem Fürsorgeauftrag.

Vielleicht war es tatsächlich Rosa Luxemburg, die den deutlichsten Kontrast in Worte gefasst hat, ungewollt das Wort des *Untergangs des Abendlandes* konterkarierend: »Ich weiß, für jeden Menschen, jede Kreatur, ist eigenes Leben das einzige einmalige Gut, das man hat, und mit jedem Flieglein, das man achtlos zerdrückt, geht die ganze Welt jedes Mal unter.«[2] Das Abendland und seine wahren Werte gehen tatsächlich jedes Mal dann unter, wenn man ein Tier achtlos für die eigene Gefräßigkeit opfert. Ein durch und durch dummer Akt, bedenkt man die Gesamtfolgen aller solcher Gedankenlosigkeiten in seiner Summe. Wenn wir nicht hören, werden wir es erfühlen müssen. Der Schlussakkord würde banal wirken, aber den veganen Kern würde der Schlusssatz auf den Punkt bringen, wenn wir dann einst sagen müssen: Jetzt haben wir den Salat.

5 Belastung und Entlastung

Menschliches Leben, vor allem beim Einkaufen im Supermarkt, kann ja so anstrengend sein. Was uns entlastet

Der arme Mensch! Er ist ja sooo schwer belastet, wenn er sich im Supermarkt für seine Fleischportionen an die Theke stellen muss. Denn er hat eigentlich sooo wenig Zeit. Doch von irgendwas muss man schließlich leben. Also erträgt er diese ihm so schwere Qual immer wieder aufs Neue. Sein Leben kann so anstrengend sein. Produkte von Tieren zu essen ist nichts Besonderes, aber belastend. Während des deutschen Wirtschaftswunders war das so anstrengend, dass man das Fleischmahl sogar nur mit einem Kräuterlikör vertragen und ertragen konnte. Schließlich musste man die belastenden Mahlzeiten, die uns andere Lebewesen lieferten, auch noch verdauen. Das war damals die Hochzeit von Eisbein, Haxen und Saumagen.

Die Verzehrmenge stieg noch weiter. Sie belastete nicht nur die Umwelt. Wir Menschen wissen sehr genau, dass uns das Essen von Tieren nicht gesünder macht – ganz im Gegenteil. Doch die Gewohnheit hat Macht. Allein in Deutschland sollte das alles auch immer so bleiben. Hunderte von Millionen alter D-Mark wurden in Werbung und »Aufklärung« gesteckt. Generationen wurden mit dem Slogan groß: »Fleisch ist ein Stück Lebenskraft.«[1] Das stimmt, denn zynischer kann man nicht erklären, dass man Lebewesen ihr Leben nimmt. Der Werbeslogan drückt exakt das aus, was Oscar Wilde mit seiner Zynismus-Definition meinte. Fleisch ist ja wirklich die Lebenskraft eines anderen Tieres. Genauer genommen eines toten Tieres. Aber das auch nur laut zu denken war und ist teilweise heute noch ein Skandal. Aber nur, weil es ein Tabu ist, an der Lebenskraft zu rütteln. Der wahre Wert des Lebens wird durch unsere Achtlosigkeit mit jeder Mahlzeit zwar mit Besteck in unseren Händeln behandelt und doch zugleich mit Füßen getreten.

In einem Jahrzehnt voller ungezählter Gespräche über dieses Tabu erfuhr ich immer wieder, wie empfindlich Mitmenschen sind. Bloß nicht die Wahrheit ansprechen. Ich wurde immer wieder dafür gelobt, niemanden anzuklagen, keinen zu stark zu belasten. Sie ahnen vielleicht schon, was ich meine. Dass ich »abschreckende Bilder« nicht zeige, sei sehr überzeugend. Danke auch! Was wir nicht sehen, das nehmen wir auch nicht wahr. Obwohl ich vom Tierleid weiß, macht es mich nicht heiß. Dabei müssten wir brennen vor Trauer und Wut. Bitte vergleiche meinen Hund nicht mit dem Schwein. Tu mir das nicht an. Oder mein Kätzchen. Das will ich gar nicht hören. Das will ich nicht wissen. Der wahre Schmerz, den wir verdrängen, ist doch gar kein schlechtes Zeichen für uns Menschen. Er drückt nämlich im Gegenteil die Wahrheit aus, dass wir das Tierleid nicht wollen. Es schlummert darauf, entdeckt zu werden! Deshalb und nur deshalb haben wir im Lauf der Jahrzehnte die Schlachthäuser aus den Innenstädten verbannt. Weil das keiner sehen wollte und in Wirklichkeit ein mitfühlender Mensch auch nicht mehr ertragen möchte.

Ein liebgewonnener Freund aus Heidelberg erzählte mir seine Geschichte. Ein hochintelligenter Philosoph, von Beruf Chauffeur. Er fuhr Manager eines großen Chemiekonzerns durch die Gegend. Ein korrekter Mensch in Feinkultur: höflich, mit Manieren. Optisch vorzeigbar wie George Clooney. Ich lernte Patrick als einen zutiefst idealistischen Typen kennen, der das, was wir Tieren antun, nicht mehr ertragen konnte. Er brannte innerlich aus. Was war passiert? Wie die meisten von uns wuchs er mit der gewöhnlichen tierbasierten Hausmannskost auf. Auch er mochte es, essen zu gehen. Auch in Steakhäusern. Unterwegs mal schnell eine Bockwurst auf der Hand oder zur Currywurstbude, wenn er wieder nach Berlin fuhr. Auch ein Chauffeur der Extraklasse kann sich mal verfahren. Eines Tages landete er in einem Fabrikhof. Dort parkte er seine Limousine und suchte seinen Kunden. Er wartete ein paar Minuten, der zu Befördernde erschien aber nicht. Pflichtbewusst stieg Patrick aus dem Wagen, hinterließ noch einen Zettel: Lieber Herr Sowieso, ich suche Sie, bin aber gleich wieder da, falls Sie schon eher hier sein sollten. Bis gleich. Ihr Fahrer. Patrick ging um das Gebäude herum und fand eine Tür, die einen Spalt offen stand. Er ging hinein und stand mitten im Grauen des Grauens, mitten im Geschehen eines Schlachthofs. Man kann es mit Worten beschreiben. Aber weil wir alle so feinfühlig sind, erspare ich uns die traurigen Details. Es fühlte sich für ihn aber ebenso an, als hingen gleich mehrere Hunde und Katzen in unwürdiger Weise vor ihm, blutüberströmt. Er erhielt, gerade weil er darauf nicht vorbereitet war, einen Schock fürs Leben. Er wurde wie ich Veganer. So kreuzten sich unser Wege. Wir waren beide mit der alltäglichen Grausamkeit, die wir Tieren für Alltäglichkeiten im Konsum antun, über Kreuz. Der Chauffeur, der eigentlich Philosoph war, empfand die Philosophie als Reich, in dem sich ein Gedankengefängnis an das andere reiht. Traurig war er, ohnmächtig zu sein. Trotz der vielen Bücher, die er las. Fahrer fahren nicht nur, sie warten manchmal auch über Stunden auf ihre Fahrgäste. Das gibt Zeit zu lesen und der lesende und fahrende Philosoph konnte damit das Philosophieren und das Berufliche verbinden. Seit er aber ungewollt mitten in den Schlachtbetrieb geriet, war es vorbei mit der idealen Kombination. Gespräche mit den zu befördernden Topmanager*innen waren okay, solange sie nicht zu belastend waren. Doch das Schweigen über seinen Kummer fiel ihm immer schwerer. Er sagte mir auch, wie peinlich es ihm sei, das als belastend zu empfinden. Denn die eigentlichen Opfer, die so litten, hätten diesen Luxus nicht. Sie könnten weder lesen noch sprechen. Aber er wollte nicht den Leidenden darstellen, sondern die Welt verändern. Er erfuhr mit ganzer Wucht die Tragik der kollektiven Realitätsverweigerung. Während andere unendlich grausam für uns leiden müssen, halten wir nicht einmal aus, dass uns jemand ein paar Fotos oder ein Video über das zeigt, was wir den anderen, den Tieren, pausenlos antun. Dass das nicht so bleiben kann, ist unstreitig. Dass wir selbst so empfindlich sind, ist einerseits auch peinlich und beschämend für uns alle. Doch gehört das zu unserer Wirklichkeit dazu und ist eben auch eine Chance. Unsere Chance!

Denn das, was die meisten von uns also in Wahrheit so belastet, können wir für uns selbst ja verändern. Wenn wir uns individuell entscheiden, die Belastung beim Namen zu nennen und Schluss zu machen. Mit dem Weggucken und unserer feigen Art, einfach selbstmitleidig schwach über das Leiden anderer hinwegzusehen. Glauben Sie mir bitte einfach eines: Aus der Belastung folgt etwas, das der

Vorurteil

Vorurteil:

Vegan ist nur was für Leute mit genug Geld.

Vorteil:

Das sprichwörtliche Linsengericht, das als sehr günstiges Essen gilt, ist vegan. In allen Supermärkten gibt es vegane Grundnahrungsprodukte zu Discount-Preisen. Vegan muss nicht teurer und kann sogar günstiger sein. Aber selbstverständlich kann man auch veganen Luxus genießen.

erste Schritt in die richtige Richtung ist, und in der Masse von immer mehr Menschen im Moment unseres aktuellen Weltgeschehens gerade einen gewaltigen Sprung nach vorn ermöglicht: Vegan zu leben bedeutet, persönlich nicht mehr mitverantwortlich für das Leid der Tiere zu sein, nicht mehr zu verleugnen, sondern zu handeln. Das ist der Beginn, wo aus der persönlichen Belastung, mit der wir doch in Wahrheit nichts zu tun haben wollen, wenn wir ehrlich mit uns selbst sind, eine persönliche Entlastung wird. Und multipliziert mit unseren Mitmenschen schaffen wir so die größte Entlastung in der Geschichte der Menschheit. Von allem, was das menschengemachte Leiden der Tiere verursacht hat. Das wäre der Herzensklang zum wahren Reset.

6 Sch(l)aflose Nächte

Warum ich sprichwörtlich ein in der Wolle gefärbter Veganer genannt werden könnte? Weil ich mich an ihr auch dann kratze, wenn sie weich ist

Stellen Sie sich vor, Sie gehen mit Schnucki zur Tierarztpraxis. Vielleicht ist Schnucki ein Welpe oder ein Kätzchen. Jedenfalls juckt sich das Tier, vor allem am Po. Die Arztpraxis entscheidet: Das Tier bleibt erst mal dort, denn es braucht Hilfe. Am nächsten Tag holen Sie es wieder, aber Sie trauen Ihren Augen nicht. Ihr Herz rast: Schnucki hat große runde blutige Wunden am Hinterteil. Es schaut Sie ängstlich an, zittert und wimmert vor Schmerz. Ärztin und Arzthelfer versuchen Sie zu beruhigen. Verantwortlich für das Jucken seien Fliegenmaden gewesen, die hätten sich in Schnuckis Hautfalten gelegt und die einzig sinnvolle Maßnahme sei es gewesen, die Hautfalten einfach mit der bloßen Hand ruckzuck und großzügig wegzuschneiden. Eine Betäubung sei nicht nötig, die sei nur Zeitverschwendung und auch teuer. Die Wunden verheilten schon noch. Es dauere jedoch ein paar Tage oder Wochen. Das alles sei eben der Preis für Haustierhaltung. Hygiene ist Hygiene. Das Tierchen käme da schon drüber weg. »Gucken Sie sich das arme Tier mal an, spinnen Sie?«, kommt es aus Ihnen raus und mehr noch: »Sie sind ja total gestört! Wie kann man so was tun?! Sie sind ja brutal und gemeingefährlich! Ich zeige Sie an!«

Man beruhigt Sie sogleich. Das alles habe man doch genauso gemacht wie in Australien in einer Schafswollproduktion. Dort sei die Fliegenmade vor allem bei den Lämmern verbreitet. Und Po ist nun mal Po. Es gäbe kein Schafskind, bei dem man diese Methode, Mulesing genannt, nicht anwende. Ihnen stockt der Atem. Wie kann man das nur Ihrem Haustier antun?

Natürlich stimmt an der Geschichte nur das, was in Australien passiert. Aber was heißt schon »nur«? Müssten wir nicht schlaflose Nächte erleben aufgrund solcher alltäglicher Grausamkeiten? Sie können bei der nächsten Zusatzdecke, die Sie für Ihr Bett kaufen, wenigstens dafür sorgen, dass die Nacht Schaf-los bleibt.

Tipp: Unterstützen Sie diese Grausamkeit nicht länger. Kaufen Sie keine Socken, Mäntel oder Pullover aus Schafswolle mehr. Aus Australien stammen 90 Prozent aller weltweit verfügbarer Wolle. Und es kommt noch hinzu, dass die Wollschafe undankbarer weise auf riesige Schiffe verladen werden. Die meisten landen dann in arabischen Ländern, in denen sie am Ende geschlachtet werden. Aber nur, wenn sie die Reise überlebt haben.

7 Die Präsidentenkrawatte

Eine Krawatte nennt man umgangssprachlich auch einen »Strick um den Hals«. Zu vielen Spinnern geht es dabei leider »an den Kragen«

»Die kleine Raupe Nimmersatt« frisst und frisst. Sie beginnt am Montag mit einem Apfel und isst jeden Tag etwas Neues. Dann baut sie sich ein kleines Haus, ihren Kokon und beißt sich dort ein kleines Loch hinein. Sie schlüpft heraus »und war ein wunderschöner Schmetterling«.[1]

Warum erzählt man Kindern diese Geschichte? Und warum scheint sie auch Erwachsene noch zu begeistern? Der ehemalige US-Präsident George W. Bush erklärte es gar zu seinem Lieblingsbuch. Beim Großwerden hätte es ihm sehr geholfen. Als das Buch erschien, war Bush allerdings schon 23.[2] Aber zurück zum Kinderbuch: Was fasziniert so an dieser zugegeben sehr einfachen Geschichte? Vielleicht ist es der Vorgang der Metamorphose. Dieses Wunder der Natur und des Lebens, dass aus der kleinen Raupe, die erst nur kriechen kann, ein kleiner Schmetterling wird, der in die Freiheit fliegt.

Das Gewicht einer einzigen Seidenkrawatte beträgt 20 bis 40 Momme. Momme? Was ist denn das? Das ist die alte Gewichts- und Maßeinheit für Seide. Eine Momme entspricht 3,75 Gramm Seide. Nehmen wir einmal an, dass der ehemalige Präsident der Vereinigten Staaten zu seinen Anzügen eine Krawatte trug. Sollte sie tatsächlich 20 Momme entsprechen, dann wären das nach unserer Rechnung 75 Gramm Seide. Das klingt wenig. Selbst 40 Momme wirken auf den ersten Blick nach einem Leichtgewicht und entsprechen auch nur

150 Gramm. Da man allerdings für 250 Gramm Seide ungefähr 3 000 Kokons verbraucht,[3] entspricht die Präsidentenkrawatte einem Verbrauch von 900 bis 1 800 Kokons.

Bevor die kleinen Raupen Nimmersatt das Licht der Welt erblicken können, kocht man sie bei lebendigem Leibe auf und tötet sie. Ein schöner Schmetterling kann aus keinem der 900 bis 1 800 Kokons mehr entschlüpfen. Und wenn der Präsident in seiner politischen Karriere vielleicht 100 Krawatten erworben hat, ist er damit mitverantwortlich für 90 000 bis 180 000 kleine Lebewesen, die nicht in die Freiheit fliegen konnten.

Dass man Seide für Damenhygiene, Kosmetik, Hemden und Krawatten einsetzt, schockiert uns nicht, solange wir nicht genau hinsehen. Ich meide Seide. Nicht nur, weil ich das Buch *Die kleine Raupe Nimmersatt* gut fand, sondern auch, weil ich der Meinung bin, dass die andere, diese ignorante Nimmersatt-Mentalität überwunden werden kann, wenn man anfängt, auch über kleine Details nachzudenken. Ich glaube an kulturelle, ethische und geistige Metamorphose des Menschen.

Und an die menschliche Kreativität. Deshalb trage ich schon lange vegane Krawatten aus Kunstseide. Darüber hinaus wurde vor nicht allzu langer Zeit eine innovative Seidentechnologie entwickelt. Die neue Seide ist vegan, weil sie keine Raupen mehr tötet. In einem biotechnologischen Prozess werden Seidenproteine durch Bakterien mittels Fermentation hergestellt.[4]

Tipp: Meiden Sie Seide und fördern Sie die neue vegane Seide, indem Sie sie gezielt kaufen. Das trägt zu unserer eigenen ethischen Metamorphose bei.

8 Historischer Käse

Der Europäische Gerichtshof würde staunen, was der Begründer der Pflanzenchemie schon über vegane Produkte wusste

»Der Ausdruck ›Milch‹ ist ausschließlich dem durch ein- oder mehrmaliges Melken gewonnenen Erzeugnis der normalen Eutersekretion, ohne jeglichen Zusatz oder Entzug, vorbehalten«, [1] so das Urteil des Europäischen Gerichtshofes (EUGH) gegen einen deutschen Tofu-Hersteller aus dem Jahre 2017.

Fleischalternativen kann man mittlerweile ohne Krampf als das bezeichnen, was sie sind. Etwa vegane Salami oder vegane Bratwurst. Auf die Verpackung darf man allerdings nicht »Hafermilch« schreiben, sondern muss auf Begriffe wie »Haferdrink« ausweichen. Für veganen Käse habe ich selbst eine andere Formulierung entwickelt, die etwa schlicht Scheiben heißt. Verbraucher*innen ist das alles eher weniger wichtig. Denn die Fotos auf den Verpackungen und die Produkte selbst sprechen ja dieselbe Sprache. Aufhalten oder ausbremsen kann der Urteilsspruch des EuGH die veganen Produkte daher sowieso nicht. Aber gerecht ist das Urteil nicht und es ist auch historisch verkehrt.

Auf der Veganfachmesse sprach mich mal ein netter älterer Herr an. Er stellte sich mir vor als Ministerialdirektor und Mitarbeiter aus dem Umfeld des Bundesministeriums für Ernährung und Landwirtschaft. Er wollte von mir wissen, ob mir Benennungsverbote von veganen Produkten schmecken würden. Selbstverständlich nicht, sagte ich ihm. Es entwickelte sich ein interessantes und konstruktives Gespräch, zumal er sich outete: Er sei mitverantwortlich für Empfehlungen, was man auf Verpackungen schreiben dürfe und was nicht. Ich entgegnete ihm, dass es ja auch Fruchtfleisch gäbe und man schon deshalb den Begriff nicht einfach für Tierfleisch monopolisieren könne. Dem stimmte er zu. Wenn es in der Geschichte Belege gäbe, die nachweisen könnten, dass man schon früher einmal Pflanzenkäse oder Ähnliches als Wort benutzt habe, wäre das ein Weg, künftige Prozesse zu gewinnen.

Daraufhin begann ich eine Recherche und wurde ausgerechnet bei Justus Liebig fündig, dem Begründer der Pflanzenchemie. Und Namensgeber der Justus-Liebig-Universität in Gießen, der vielleicht wichtigsten Hochschule rund um das Thema Ernährung in Deutschland. In seiner Schrift *Chemische Briefe*, einem seiner zentralen Werke, genauer im *Achtzehnten Brief* kommt der berühmte Mann gleich im ersten Absatz zur Sache. Ich darf Liebig mit Genuss zitieren:

»Die Eigenschaften des gewöhnlichen thierischen Käses, der Einfluss, den seine kleinsten Theilchen, wenn sie sich im Zustande der Zersetzung und Umsetzung befinden, auf die ihnen zunächst liegenden Zuckertheile ausüben, sind merkwürdig genug, sie werden aber darin weit übertroffen durch den vegetabilischen Käs in der Mandelmilch. Es ist Jedermann bekannt, dass süsse Mandeln, zu einem feinen Brei gestossen und mit etwa dem vier- bis sechsfachen Gewicht Wasser angerührt, eine Flüssigkeit geben, welche in ihren äusseren Eigenschaften die grösste Aehnlichkeit mit einer sehr fetten Kuhmilch hat. Wie bei dieser wird das milchähnliche Ansehen von fein zertheilten Oel- und Fetttheilchen hervorgebracht, die sich in der Ruhe auf der Oberfläche in Gestalt eines Rahms ablagern; wie die Thiermilch gerinnt sie beim Zusatz von Essig, und wird von selbst sauer, wenn sie längere Zeit stehen bleibt. Diese Mandelmilch enthält eine dem thierischen Käse in seinen Eigenschaften ganz gleiche Substanz von eben so grosser Veränderlichkeit.

Der Thierkäse erleidet von dem Augenblick an, wo die Milch den Euter der Kuh verlässt, eine fortschreitende Veränderung, die freilich erst nach längerer Zeit in dem Gerinnen sichtbar wird; in ganz gleicher Weise erfolgt eine Umsetzung in den Elementen des Pflanzenkäses, sobald die süssen Mandeln in den Zustand der Mandelmilch versetzt worden sind. Der Pflanzenkäse der Mandeln enthält, wie der Thierkäse, Schwefel, aber ein grösseres Verhältniss Stickstoff, woher es denn kommen mag, dass der Thierkäse nicht in allen Stücken als Gährungsmittel dieselbe Wirkung hat. In Beziehung auf die Gährung des Zuckers haben übrigens beide einerlei Eigenschaften.«[2]

Vielleicht trägt mein Hinweis in diesem Buch aber doch noch dazu bei, dass man Liebigs Schatz endlich hebt und ihn für die Rechtsprechung der Zukunft nutzt. Der Bonner Ministerialdirektor würde mir bestimmt zustimmen. Es ist faszinierend, dass man bereits im 19. Jahrhundert in einer Fachschrift über Pflanzenkäse und Mandelmilch spricht, beides vegan. Und es ist ganz eindeutig ein Skandal, wenn geschichtlich unbelesene Bürokraten Begriffe verbieten, die älter sind als ihre gesamte Institution.

9 Illiberales Jägerlatein

Die letzten Abenteurer kommen klimatisiert
und mit Furzkissen in unsere Wälder
und machen Jagd auf Bambi

Atomkraft ist wichtig, damit genug Strom fließt. Terrorist*innen sind dafür da, um dem politischen Islam in der Welt mehr Geltung zu schaffen. Wir brauchen Prostitution, damit auch Leute Sex haben können, die sonst keinen Partner finden. Fischer*innen sorgen dafür, dass in den Flüssen und Meeren noch genug Wasser fließt und nicht durch zu viel Fische verdrängt wird. Es gibt für jeden noch so absurden Bereich und menschlichen Fehltritt eine Ausrede. Und sicher haben Sie auch das schon gehört: Wir brauchen die Jäger*innen, damit der Wald gerettet wird. Aber so was von! Denn Rehe, Hirsche und Wildschweine machen den Wald kaputt.

Doch der große alte Liberale Theodor Heuss war wohl mit seiner Einschätzung aus heutiger Sicht viel näher an der Wirklichkeit, als man früher vielleicht einmal dachte, als er sagte: »Jägerei ist eine Nebenform der menschlichen Geisteskrankheit.«[1] Der erste deutsche Bundespräsident meinte auch: »Es sollte immer mehr zu einer Selbstverständlichkeit werden, daß es eines Menschen unwürdig ist, ein wehrloses Tier zu quälen oder zu misshandeln.«[2] Hätten wir auf Heuss gehört, wäre heute sicherlich weniger Schweigen im Walde, das immer dann entsteht, wenn man seine Tiere einfach abknallt.

Viele von uns wissen nicht, dass in Deutschland 350 000 Jäger*innen wüten und jährlich etwa fünf Millionen Wildtiere töten.[3] Vermutlich ist die Dunkelziffer noch höher. Jeder Jagende tötet also im Durchschnitt pro Jahr sieben Tiere.

Bundespräsident Heuss lag mit der Bezeichnung Geisteskrankheit nicht daneben. Zahlreiche der alten Jägermythen sind längst von der Wirklichkeit und Wissenschaft eingeholt beziehungsweise widerlegt. Die Jäger*innen bedrohen die Artenvielfalt. Es sind schlichtweg zu viele. Das hängt auch damit zusammen, dass Abertausende Hobby- und Spaßkiller ungehindert von der Öffentlichkeit in unseren Wäldern ihrem Vergnügen nachjagen.

Gegen Jäger*innen, die mit Hightech und Präzisionsgewähren ausgerüstet sind, haben Wildtiere heute kaum noch eine Chance. Nachtsichtgeräte der Freizeitschießenden im Wald bieten den exakten Blick auf nahezu jede Bewegung bis zu 2,5 Kilometern Entfernung.[4]

Gehörte die Jagd in alten Abenteuergeschichten wenigstens noch zu mutigen Herausforderungen der Manneskraft, schleppen sich heute völlig überausgestattete Personen jeden Geschlechts und wohl nicht selten mit eigenem Übergewicht in unsere Wälder. In gut klimatisierten Fahrzeugen und oft auch noch in Gruppenstärke räubern sie die Waldflächen leer. Ich habe bei vielen Spaziergängen im Wald immer wieder von Passanten gehört, dass sie kaum noch Wildtieren begegnen und auch aus der Ferne kaum noch welche erblicken.

Während auf der einen Seite immer mehr Menschen vegane Fleischalternativen schätzen, haben sich Jägerclubs zynisch dagegen postiert, um für eine vermeintlich echte und natürliche Fleischbeschaffung zu werben. Über ihrem Treiben schwebt immer der Mythos, man würde den Wald bewahren und schützen und in Wirklichkeit doch das Tier achten. Wagt man dagegen den Blick in die Internetforen von Jäger*innen, glaubt man, in verbale Abgründe zu schauen.

Wissenschaftlich ist längst erwiesen, dass der Wald keine Zigtausende Jäger*innen für seine Regulation benötigt. Das schafft er ganz von allein. Was die allermeisten Waldkiller machen, ist nämlich das Gegenteil von dem, was etwa Robbenjäger*innen auf Helgoland oder

Sylt tun, die chancenlose und verletzte Tiere abschießen. Wie mitfühlend mittlerweile selbst dabei, wo es noch verständlich wäre, viele Menschen sind, zeigt der Unmut, den die Robbenjagd auf Sylt immer wieder auslöst. »Acht Mal musste sie das schon mit anschauen, sagt sie: Ein junger Seehund liegt im Sand, für Lemcke sieht er ›total gesund‹ aus, da braust von hinten ein dunkler Pick-up heran. Ein Mann steigt aus, sein Blick ist ernst. Was dann passiert, beschreibt Lemcke so: ›Der läuft einmal um diesen Seehund rum und schießt ihn ab, das dauert keine zwei Minuten.‹ Eine Blutlache versickert im Sand, noch eine. ›Die knallen hier ohne Ende.‹«[5] Immer mehr Sylter*innen wehren sich lauthals gegen derlei Grausamkeit. Doch wenn tatsächlich nur die chancenlosen, kranken Tiere geschossen werden, ist das etwas, über das man diskutieren kann.

Was millionenfach in unseren Wäldern stattfindet, ist von der kritischen Öffentlichkeit abgeschottet. Das Unwesen der Hobbyjagd findet getarnt des Nachtens statt. Nach der industriellen Landwirtschaft ist die Jagd längst zum »Artenfeind Nr. 2« geworden.[6] Das klingt abstrakt, ist aber bedrohlich. Wir beklagen mit Recht eine Ausdünnung zahlreicher Tierarten, viele sind vom Aussterben bedroht, einige findet man gar nicht mehr, wieder andere werden sehr sorgfältig neu ausgewildert. Die Hobbykiller stehen dem Erhalt der Artenvielfalt längst im Weg. Der Evolutionsbiologe Professor Josef Reichholt hat diesen Zusammenhang über viele Jahrzehnte erforscht und darüber traurig Zeugnis abgelegt. Er konnte aufzeigen, wo die Artenvielfalt an Wildtieren mittlerweile am höchsten ist. Nämlich längst nicht mehr in unseren Wäldern. Stattdessen in Großstädten wie Berlin, München oder Stuttgart. Dorthin fliehen die Tiere, die keine Jagenden brauchen, um ihre Population zu regulieren und mit Krankheiten zurechtzukommen.

In Berlin wurden mehrfach Wildschweine beobachtet, die sogar schon gelernt haben, mit Fußgängerampeln umzugehen, und ihrem Nachwuchs beibringen, bei Rot stehen zu bleiben und bei Grün die Straße zu überqueren.[7] So tragen die Jäger*innen dazu bei, das natürliche Gleichgewicht durcheinanderzubringen, das sie angeblich schützen.

Doch die Wildtiere in unseren Wäldern haben keine Lobby. Die Jagdverbände sind stattdessen umso einflussreicher. Früher haben sich Politiker wie Theodor Heuss getraut, Stellung gegen die Jagd zu beziehen. Ein anderer großer Liberaler, der ehemalige Außenminister Hans-Dietrich Genscher, wurde einmal gefragt, ob er auf die Jagd ginge, und antwortete: »Auf Tiere kann ich nicht schießen, die müssten schon Selbstmord machen.«[8]

Dass nun ausgerechnet der FDP-Mann Christian Lindner einen Jagdschein gemacht hat, zeigt, dass er manches seiner Vorgänger nicht nur nicht beachtet. Erschreckend ist auch, dass Medien seine Jagdlust unkritisch begleiten. Im *Göttinger Tageblatt* wurde Lindner zu seinem Jägerhobby befragt und der Parteichef erzählte: »Der Moment des stillen Bedauerns ist eher nach dem Schuss. Wenn man das kleine Wesen erlegt im Gras liegen sieht – mit winzigen Hufen und Knopfaugen. Nur wenn man kein Herz hat, ist man da beim ersten Mal nicht gerührt.« Kritische Nachfrage des Journalisten? Fehlanzeige. Stattdessen: »Das war nicht Ihr letztes Tier?« Und Lindner: »Nein. Ich habe ganz bewusst entschieden, mit viel Aufwand den Jagdschein zu erwerben. Ich bin gern im Wald, wo ich als Kind viel Zeit verbracht habe. Die Jagd ist auch eine bewusste Form der Lebensmittelproduktion. Der Wohlstandsfleischesser an der Kühltheke ist schnell entfremdet von der Natur. Und oft wird vergessen, dass die Jagd eine Funktion für den Naturschutz hat. Der Wildbestand muss reguliert werden, da der Bestand sonst so stark wachsen würde, dass Wälder und Landwirtschaft massiv geschädigt würden.«[9] Wie wir wissen, hat Lindner hier kaum das gesagt, was man Wahrheit nennen könnte. Er hat Jägerlatein gesprochen. Das Märchen von der Naturverbundenheit und der Jagd ist in dieser Sprache verfasst.

Wussten Sie, dass es in Deutschland für den Krieg im Wald mehr Jagende gibt als Soldat*innen zur Landesverteidigung? Wir haben 183 000 Soldat*innen[10] und etwa doppelt so viele Jäger*innen. Alle

Bewaffnete

in Deutschland im Zahlenvergleich

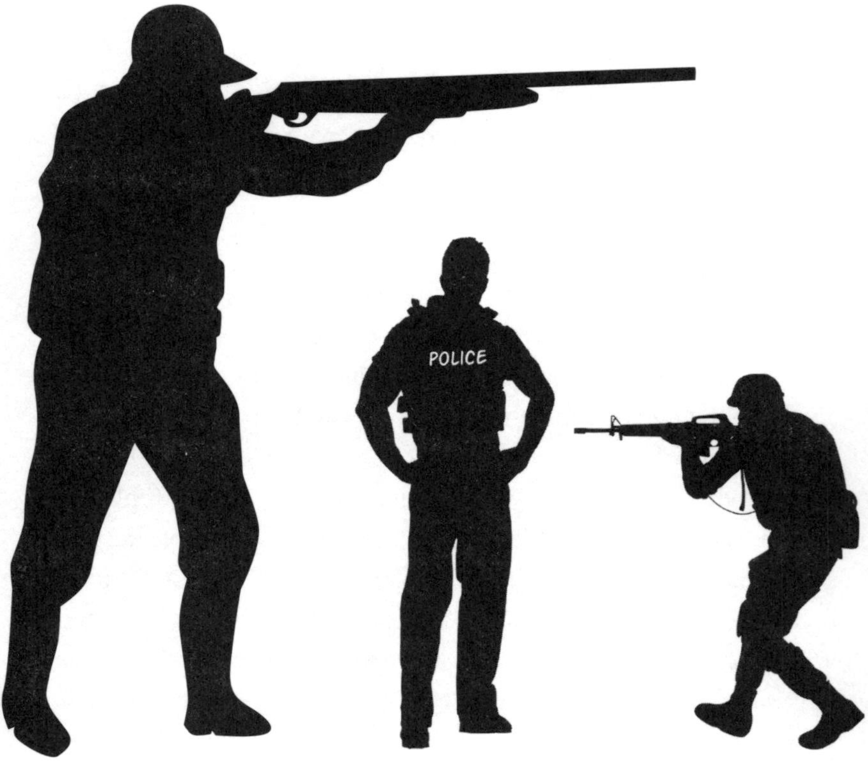

Jäger*innen
384 000

Polizei
274 000

Bundeswehr
183 000

Quelle:
Jäger*innen: jagdverband.de
Polizei: WELT, 15.11.2017
Bundeswehr: bundeswehr.de

politisch Verantwortlichen möchte ich dringend ans Herz legen, die politische Charakterfestigkeit der letzteren Gruppe einmal genauso sorgfältig zu prüfen wie andere Berufszweige. Eine Entwaffnung eines Großteils der Jägerschaft wäre nicht allein für den Tier- und Naturschutz, sondern auch für die innere Sicherheit von Vorteil. Zumal auch die Polizeistärke in Deutschland[11] zigtausendfach unterhalb derjenigen der Jäger liegt. Die legale Bewaffnung einer so großen Anzahl von Menschen scheint mir in einem liberalen Rechtsstaat sehr zweifelhaft. Bisher ein Tabuthema.

10 Euphemismus Massentierhaltung

»Sehen verändert unser Wissen,
Wissen verändert unser Sehen«,
bemerkte Jean Piaget

Wenn wir Zusammenhänge nicht sehen, ist unser Wissen begrenzt. Deshalb müssen wir uns manches genauer anschauen. In Politik, Medien und tragischerweise sogar unter den Umweltschützer*innen wird häufig von »Massentierhaltung« gesprochen. Ich selbst nutzte den Begriff auch immer wieder. Der Blick der meisten ist eingeengt und trainiert auf die immer selben Floskeln. Diese wiederum sind das Ergebnis eines jahrzehntelangen Wegschauens. Der Begriff Massentierhaltung ist ein Euphemismus. Er beschönigt und verhüllt die Tatsachen, dass man eigentlich von Tierausnutzung sprechen müsste. Euphemismen wie Massentierhaltung sind dazu geeignet, die wahren Begebenheiten schon in einem einzigen Begriff abzumildern. Stimmt nicht? Wie anders lässt sich erklären, dass wir seit Jahrzehnten über bessere Haltungsbedingungen sprechen? Dass der Landwirt nur ein paar Cent mehr für seine gequälten oder dem Tode zugeführten Tierprodukte erhalten müsse, damit alles endlich »besser« werde.

Der Massentierhaltungs-Euphemismus ist ein Betonpoller-Wort, an dem nicht gerüttelt werden soll. Ohne ihn würde viel deutlicher, wie lächerlich jede sogenannte Tierwohl-Initiative ist. Es kommt auf den Blickwinkel an. Wären Sie selbst ein Nutztier, würden Sie sich beispielsweise nicht dafür bedanken, wenn man Ihnen ab dem Jahr 2030 eine Lebensfläche von einem DIN-A3-Blatt zur Verfügung stellt statt der bisherigen Fläche eines DIN-A4-Blattes. Beides ohne Sonnenlicht. Wären Sie ein Schwein, würden Sie sich nicht sonderlich dankbar dafür zeigen, dass Sie in der Bio-Tierhaltung kein gentechnisch manipuliertes Soja erhalten, sondern italienisches. Und, ganz ehrlich, es wäre Ihnen vermutlich auch völlig egal, ob sie als konventionelles oder als Bio-Schwein bei Tönnies in Rheda-Wiedenbrück landeten. Und wo wir schon mal dabei sind: Ob Sie 100, 500 oder 5 000 Stallnachbar*innen haben, bevor man Sie umbringt, würde Ihren Blick nicht wirklich ändern.

Hätte jede*r Fleischkonsument*in zu Hause sein eigenes Tier im Garten, so würde das nicht einmal das Ende der Massentierhaltung bedeuten, denn es würden immer noch Schweine in Massen gehalten, um sie schließlich zu töten. Das Problem ist nicht allein das der Massentierhaltung, sondern die Tierhaltung selbst. Es ist wichtig, dass wir das ab sofort im Blick haben, damit sich unsere Sicht ändert und wir uns anders verhalten können.

11 Echt Leder. Oder: Leider echt

Man braucht nicht selten eine dicke Haut für das, was man in manchen Möbelprospekten findet

Vielleicht sitzen Sie gerade gemütlich auf Ihrem Sofa. Ich überlegte neulich, ob ich mir ein neues bestelle. Aus dem Internet lud ich mir Prospekte. Ich muss Ihnen von meinem Erlebnis berichten.

Auf einer Titelseite begrüßte mich ein großes Herz. Ich blätterte um. »Was in unseren Möbeln steckt«, daneben dampfte es aus einem in ein Stück Holz eingebrannten Namensschriftzug. Das folgende Vorwort des Inhabers trug die Überschrift: »Innere Werte.« [1]

Es begann mit einer Frage, die ich interessant finde: »Was ist ein gutes Möbel? Nun, eigentlich ist es ganz einfach: Ein wirklich gutes Möbel sieht nicht nur gut aus, sondern ist auch praktisch, bequem, funktional und zeitlos schön.« Ich fand auf den folgenden Seiten Infos über nachhaltiges Holz, die mir zusagten. Spannend fand ich auch die beschriebenen Stoffmaterialien. Die Mitarbeiter*innen, die in den Produktionshallen gezeigt wurden, hinterließen einen guten Eindruck. Und die Möbel sahen nett aus.

Eine Doppelseite weiter hinten: Auf der linken Hälfte sah ich eine große braune Lederfläche mit unterschiedlichen Druckstellen, Kratzern und Flecken. Auf dieser Lederfläche waren die Zahlen Eins bis Acht verteilt. Auf der gegenüberliegenden Seite fand sich jeweils die Erklärung: Eins stand für Hornstoß oder auf Englisch etwas deutlicher: Scar made by horns. Neben der Zwei stand Heckenrisse, das meint Verletzungen durch Dornen und Stacheldrähte. Die Spuren der grausamen Tierhaltung verewigten sich auf dem Stück Leder als Punkt drei: Mastfalten. Noch brutaler war Punkt vier: Gabelstiche (Pitchfork Marks). Aua, tut das weh. Wo bekommt die Firma eigentlich ihr Leder her? Mistgabeln auf der Haut? Doch nicht etwa vom Transport ins Schlachthaus? Die Fünf zeigte die Dungstelle (Mistpalette). Sind das die Druckstellen von den Spaltenböden, auf denen sich das Tier bis zur Schlachtreife herumquälen muss? Die Benutzer*innen des Sofas, die dann auf der Haut des betroffenen Tieres sitzen, haben es später deutlich gemütlicher. Neben Punkt sechs war lapidar das Wort Geschwür zu lesen und natürlich gibt es auch Punkt sieben: Stallverletzungen. Offenbar waren das Male, die man nicht wirklich zuordnen konnte. Vielleicht Tritte von Aufpasser*innen? Oder Verletzungen von anderen Tieren, weil es im Stall zu eng geworden war? Ist ja alles ganz banal und normal, so ein paar Stallverletzungen? Am harmlosesten von allen Punkten war die Nummer acht: Zeckenbisse. Alle anderen Punkte störten mich als Möbelsucher. Das geht doch auf keine Kuhhaut!

Die Kuh würde, könnte sie die große Überschrift dieser Prospekt-Doppelseite lesen, aus Protest ihre Hufen scharren: »Ein Fleckchen Natur.« Denn ehrlich gesagt, was haben solch grobe Verletzungen und Zeichen von Tiermisshandlungen mit der Natur zu tun? Sind sie nicht eher Abdrücke von Naturzerstörung und Grausamkeit? Und statt Fleckchen der Natur sehe ich eine Möbelkultur, die wir verbessern sollten.

Wie Hohn klingt da noch der zusätzliche Erklärungstext: »Man vergisst es leicht, aber am Anfang eines echten Stücks Leder steht immer die individuelle Biografie eines Rindes.« In der Tat. Leider ja. Und diese individuelle Biografie des Rindes scheint mit vielen körperlichen und damit auch seelischen Verletzungen einherzugehen, die ihre Spuren auf der Tierhaut deutlich hinterlassen.

Ja, so ist echtes Leder, es ist leider echt oder eben echtes Leiden. Ein paar Seiten vorher erfuhr ich, dass das Unternehmen jedes Jahr 50 000 Lederhäute verarbeitet. Wären die Tiere Menschen, würde das bedeuten, dass fast jeder Einwohner des Ortes, in dem das Unternehmen sitzt, getötet würde und anschließend die Haut jedes einzelnen Ortsbewohners verarbeitet werden würde: Jahr für Jahr. Eine weitere Aussage behauptete: »100 Prozent unserer verwendeten Lederhäute stammen von glücklichen Rindern aus der Alpenregion.« Höre ich da etwas von Glück? Ach ja. Die Alpenregion. Milch und Schokolade. Doch auch hier stehen die meisten Tiere im Stall und wirklich glücklich werden Rinder bei so vielen Verletzungsmalen eher nicht sein, oder?

Wie schrieb doch der Inhaber der Möbelfirma in seinem Vorwort: »Was ist ein gutes Möbel? Nun, eigentlich ist es ganz einfach: Ein wirklich gutes Möbel sieht nicht nur gut aus, sondern ist auch praktisch, bequem, funktional und zeitlos schön.« Ganz so einfach kann man es

Vor~~ur~~teil

Vorurteil:

Schuhe aus Kunstleder sind unbequem und man schwitzt in ihnen.

Vorteil:

Kunstleder ist mittlerweile atmungsaktiv und mittlerweile gibt es vegane Lederalternativen, die genauso stabil (oder sogar stabiler) und viel umweltverträglicher als Tierleder sind. Den Unterschied kann man nicht mehr erkennen, sodass auch große Modemarken auf vegan umsteigen.

sich nicht machen. Ein Möbelstück ist doch nur wirklich gut, wenn es nicht schlecht für andere ist. Es mag ja bequem sein, die Wirklichkeit und den Schmerz auszublenden. Das Unternehmen mit dem guten Design und den schrecklichen Lederabdrücken heißt COR. Ich bin enttäuscht, aber zugleich auch dankbar für die Information, wie sehr Tierhäute ein Gedächtnis des Grauens markieren können. Eine Tierhaut kommt für mich aus ethischen Gründen sowieso nicht in Betracht. Und ich freue mich stattdessen, dass der französische Designer Philippe Starck eine neue Sofakollektion aus veganem Apfelleder auf den Markt gebracht hat.[2]

Zur Ehrenrettung von COR: Ich würde es begrüßen, wenn es dort bald auch Möbel mit neuem Leder zu kaufen gäbe. COR steht natürlich für eine ganze Branche, die sich mit Sicherheit ändern wird. Sie ändert sich durch uns alle, wenn wir uns ändern. Und beim Einkaufen achtsam werden. Es gibt jetzt veganes Linoleder, Apfelleder, Trauben- und Maisleder. Man braucht für gutes Leder heute keinem Tier mehr das Fell über die Ohren zu ziehen. Die Produktion von Tierleder verursacht schlimmes Tierleid und verschmutzt zugleich die Umwelt. Wussten Sie, dass für Tierleder bis zu 20 Kilogramm Chemikalien für eine einzige Tierhaut in der Lederverarbeitung benötigt werden?[3] Natürlich ist an Leder also nur die Haut des Tieres selbst, das zumeist völlig gegen seine Natur gehalten wird. Allein das erwähnte Unternehmen COR würde bis zu 100 000 Kilogramm Chemikalien jährlich für das Leder mit zu verantworten haben. Veganes Apfelleder wird aus den Resten der Apfelsaftproduktion hergestellt. Chemische Abfallstoffe fallen nicht an. Und das vegane Apfelleder ist komplett biologisch abbaubar. Seine Materialeigenschaften sind wie beim klassischen Leder: atmungsaktiv und wasserabweisend. Schuhe, Sofas, Lederjacken, Handtaschen und Gürtel der veganen Revolution rocken, weil sie zeigen, was wirklich richtig gut ist und was möglich ist, wenn man es besser machen will.

12 Vegan ist der Elefant im Raum

Sehen und gesehen werden zählt auch in der Weltentwicklung und Scherben bringen Glück

Meine Damen und Herren, nicht-vegane Produkte mit ihren ganzen in meinem Buch dargestellten Zusammenhängen sind der buchstäbliche Elefant im Raum der Spenglerschen Salonlöwen und aller übrigen Ignoranten. Das Problem steht im Raum, es wird im zigfachen Sinne totgeschwiegen. Tote Tiere, tote Umwelt, tote Menschen: Wir dürfen die Welt nicht denen überlassen, die die wichtigsten Themen übersehen, sie ignorieren und damit die Welt zerstören. Hoffen wir, dass der Elefant gesehen wird.

Doch es ändern sich die Zeiten: Der Generalstabchef der israelischen Armee ist Veganer. Aviv Kochavi ist ehemaliger Fallschirmjäger und hat einen Master-Abschluss der Universitäten Harvard und Johns Hopkins sowie einen Bachelor-Abschluss in Philosophie von der Hebräischen Universität Jerusalem.[1] Die Anzahl der Veganer*innen in der israelischen Armee stieg, so die *Jewish Press*, binnen weniger Jahre »um 1 900 Prozent«.[2]

Das Land mit den meisten Veganer*innen ist Israel. Löwe oder Elefant? Man mag über Israels Besatzungspolitik streiten, ich bin dafür, dass sich alle friedlich einigen. Israel ist das einzige demokratische Land in der Region und Deutschland trägt eine besondere Verantwortung gegenüber Israel. Es freut mich, dass gerade das junge Israel die meisten Veganer*innen hat. Und zwar unter Israelis verschiedenster politischer Schattierungen. Denn vegan sein heißt nicht, schwach zu werden oder Schwächling zu sein – wie Spengler meinte. Vegan zu sein, heißt stark zu sein. Das beweisen uns der vegane mehrfache Olympiasieger in Leichtathletik, Carl Lewis,[3] die Wimbledon Gewinnerin Martina Navratilowa[4] und der stärkste Mann Deutschlands, Patrik Baboumian. Sobald man den Elefanten im Raum nicht mehr ignoriert, ist alles klar. Endlich darf auch der im deutschen Sprichwort geläufige Elefant im Porzellanladen einen gewichtigen Sachschaden verursachen: Denn hier bringen Scherben Glück, wenn es der vegane Elefant ist, der nicht mehr geleugnet werden kann – und nun die Bühne der Weltgeschichte betritt, um das Löwenhafte, Raubtierhafte zum Wohle aller endlich abzuschütteln.

IV
WAS IST MÖGLICH?

1 Die neuen Erbsenzähler: Ist eine vegane Welt möglich?

Bei manchen Fragen verrechnet man sich
mit der Wirklichkeit, wenn man sie nur stellt,
um von den Antworten abzulenken

59 Milliarden Hühner bringen wir Menschen jedes Jahr um. Hinter der 59 folgen neun Nullen. Es kommen drei Milliarden Enten hinzu, außerdem 1,4 Milliarden Schweine, 0,518 Milliarden Schafe und 0,3 Milliarden Rinder.[1] Kaninchen und Fische nicht mitgerechnet. Der imaginäre Bioscan des außerirdischen Forschungsteams hat das noch gar nicht berücksichtigt.

Summa summarum lässt uns die Gesamtzahl erbleichen: Es sind 64,218 Milliarden der genannten Tiere, die pro Jahr von Menschen für Menschen getötet werden. Jeden Monat macht das 5,3515 Milliarden Tiere. Die Menschheit bringt es zustande. Auf dem Planeten Erde leben 7,77 Milliarden Menschen.[2] Alle sechs Wochen töten Menschen eine Anzahl anderer Lebewesen, die ihrer eigenen Gesamtbewohnerzahl entspricht. Ist das wirklich möglich? Das ist die nüchterne Wirklichkeit, die im Grunde unfassbar erscheint, wenn man sie erstmal(s) wahrnimmt. Würden wir Menschen uns wirklich durch Zahlen beeindrucken lassen, müsste es ausreichen, sie zu präsentieren, um sofort damit aufzuhören.

Teilen wir die aufgerundet 5,4 Milliarden im Monat von uns ins Jenseits beförderten Tiere durch 30 Tage, so ergibt sich eine tägliche Tötungsbilanz in Höhe von 177 Millionen Tieren. Das ergibt stündlich 7,4 Millionen. Durch 60 gerechnet sind das 123 000 Tiere, die wir in jeder Minute töten. Immerhin kommen wir auf über 2 000 Tiere pro Sekunde. Verändern Zahlen die Welt? Es kommt immer auf die Perspektive an und auf die Person, die die Zahlen wahrnimmt.

Als Zyniker muss man diese Zahlen geradezu verleugnen. Wenn wir nämlich unsere Mitverantwortung für diese grausame Wirklichkeit anerkennen, wirft das einen Schatten auf uns, die große führende Spezies, den Homo sapiens. Wie schaffen wir es, so kaltblütig zu sein? Die überwiegende Mehrheit der von uns mit industrieller und technischer Perfektion gehaltenen und dem Tod zugeführten Lebewesen wird mit Pflanzen gefüttert. Es ist ein Geniestreich, es fertigzubringen, dass wir 64 Milliarden Tiere jährlich töten und die Anzahl immer wieder ausgleichen. Es kommen immer neue Tiere hinzu. Das ist eine Meisterleistung an Landwirtschaft und Logistik. Dazu gehören Erfindungsreichtum in Chemie und Technik, auch in der Errichtung und Aufrechthaltung von Unterkünften, Lagern sowie von Verarbeitungs- und Hinrichtungsstätten. Doch: Es ist zugleich die größte Idiotie und das Verbrechen am Leben schlechthin. Hätten Sie Charles Darwin im Jahre 1872 gefragt, ob er sich es hätte vorstellen können, dass Menschen es einmal so weit schaffen, vermutlich hätte er das für eine vermessene Zukunftsvision gehalten, die niemals eintreten könne.

Die Idee der Kreislaufwirtschaft ist die Grundlage der ökologischen Idee. Wenn wir Produkte herstellen, sind wir gut beraten, sie wieder zu verwerten. So entsteht ein Kreislauf, der die uns zur Verfügung stehenden Ressourcen am besten schont.

Wir sind gerade dabei, das endlich auch bei Plastikverpackungen umzusetzen. Denn machen wir weiter wie bisher, werden wir das Problem mit dem Mikroplastik nicht mehr los.

Gesunde Kreisläufe haben wir uns der Natur abgeguckt. Aber nicht jeder Kreislauf ist gut. Jährlich 64 Milliarden getötete Tiere sind zwar auch ein Kreislauf, genauer gesagt allerdings ein Todeskreislauf, der unseren Planeten zunehmend zerstört. Die Frage ist nicht: Ist der Todeskreislauf ökologisch oder konventionell? Sondern: Wie können wir den Todeskreislauf stoppen?

Wenn wir unter dem Gesichtspunkt der »Meisterleistung«, jährlich mindestens 64 Milliarden Tiere mit Pflanzen zu füttern und anschließend zu töten, nun die Frage stellen: Ist eine vegane Welt möglich? Wie lapidar erscheint uns diese Frage? Darüber streiten allen Ernstes Expert*innen? Ein weiterer Akt Selbstverleugnung im Welttheater! Intellektuelle Karikaturen auf der Bühne? Peinliche Fragestellungen mit Verleugnungsexpertise. Denn: Was für eine Frage! Doch schauen wir uns die Zahlen genauer an …

2 Der sechste Sinn

Wer richtig zählen kann, ist klar im Vorteil.
Was dabei herauskommt, ermöglicht uns völlig
neue Perspektiven, die wir nutzen

Zwanzig Kilometer südlich von Tel Aviv liegt Rehovot. Hier befindet sich das Weizmann-Institute of Science. Mittendrin arbeitet Ron Milot. Er ist Professor der besonderen Art Zukunftsforscher par excellence. »Wir lieben es, die Welt zu verstehen und zu erklären, indem wir Zahlen als unseren sechsten Sinn benutzen«, heißt es auf der Webseite des Instituts. Eine grandios wichtige Idee! »Unsere Gruppe setzt die Instrumente der Systembiologie ein, um die großen Herausforderungen der Nachhaltigkeit zu bewältigen. Meine Labormitarbeiter und ich versuchen leidenschaftlich gern, die zellulären Highways der Energie- und Kohlenstofftransformationen, die als zentraler Kohlenstoffmetabolismus bekannt sind, quantitativ zu verstehen. Wir setzen eine Kombination aus computergestützten und experimentellen Werkzeugen der synthetischen Biologie ein.«[1]

Was dabei herauskommt, wenn Milo und sein Team die Zahlen als sechsten Sinn benutzen, zeigt eine Studie, die die Selbstverleugnung des Welttheaters über die Frage, ob eine vegane Welt möglich ist, Lügen straft. Und ehrlich gesagt wirklich Hoffnung macht. Nicht nur, weil sie bestätigt, was umgekehrt ehedem unlogisch wäre. Natürlich ist eine vegane Welt möglich. Die Ergebnisse der Untersuchung eröffnen aber auch eine Perspektive. Sobald die Wissenschaft ihre Scheuklappen ablegt, zeigen sich ungeahnte Möglichkeiten auf eine neue Welt Auf unsere neue Welt. In der Tat eine vegane Welt.

Schon die Frage, der Milo und Team nachgehen, ist proaktiv: Wie viele Menschen mehr könnten wir ernähren, wenn alle vegan leben würden? Dafür müsste die Welt das Töten von Mitlebewesen endlich bewusst und gezielt überwinden. Sosehr uns die Wirklichkeit von 64 Milliarden getöteter Hühner, Enten, Schweine, Schafe und Rinder eigentlich nicht kaltlassen kann – die Frage, wie viele Menschen mehr wir satt machen könnten, müsste uns nicht weniger umtreiben.

In den Vereinigten Staaten von Amerika leben etwa 323 Millionen Menschen. Würde man den Verzehr von Tierprodukten einstellen, würde ein Wunder Wirklichkeit werden. Denn auf einen Schlag könnte man in der Tat 350 Millionen Menschen mehr ernähren. Dies

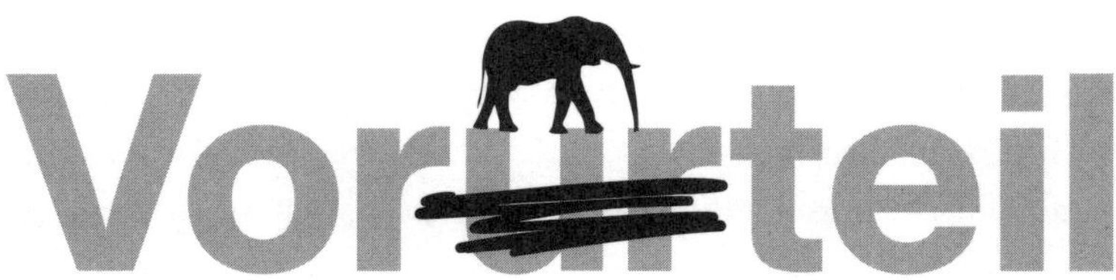

Vorurteil:

Veganer*innen essen meinem Essen das Essen weg.

Vorteil:

Für eine Kalorie Fleischproteine benötigt man zehn pflanzliche Proteine. Wenn alle vegan äßen, gäbe es genug Nahrung für alle. Vegan ist effizient und vernünftig. Und Tiere brauchen nicht mehr zwanghaft geboren zu werden, nur um sie auszubeuten und zu töten.

gilt allein für die USA. Verzicht ist dabei bereits ausgeschlossen. Denn die Untersuchung ersetzt so ziemlich alle bisherigen Produkte durch vegane Alternativen. Statt Kuhmilch gibt es verschiedene vegane Milchalternativen. Und statt Rinderbuletten welche, die aus Weizeneiweiß oder Erbsenprotein bestehen.[2]

Der sechste Sinn der Zahlen unterstreicht evidenzbasiert, wie unsinnig unser Tiertötungsverhalten ist. Dort, wo man bisher vier Gramm Rindfleisch »produziert«, könnte man 25-mal so viel pflanzliche Nahrung für Menschen produzieren. 25-mal so viel! Zu viel, damit es sofort Klick macht? Jede Umweltschützerin, jeder politisch Verantwortliche müsste spätestens hier an dieser Stelle mehr als nur aufhorchen. Eine vegane Welt ist nicht nur möglich, sondern unter diesen Gesichtspunkten unbedingt erforderlich. Schon aus rein sozialer Verantwortung heraus. Denn wir reden nicht ausschließlich über Tier- und Umweltschutz, wir reden über das Leben insgesamt. Das neue vegane Erbsenzählen zeigt, wie ineffizient die tierbasierte Lebensmittelproduktion schon immer war und ist. Sie erzeugt gigantische Verluste. Denn realistisch 25-mal mehr Nahrung zu produzieren, heißt umgekehrt, dass wir seit Jahrzehnten einen Verlust von 96 Prozent hinnehmen. Nur, weil wir nicht bereit waren, über die Wirtschaftlichkeit unserer Lebensmittelproduktion nachzudenken. Da kommt Milos Team und rechnet uns unser Versagen vor: Der Verlust beträgt bei Schweinefleisch 90 Prozent, bei Milchprodukten 75 Prozent, bei Hühnerfleisch 50 Prozent und bei Eiern 40 Prozent.[3]

Ob eine vegane Welt möglich ist, ist keine ernsthafte Frage. Die Frage ist, warum wir sie nicht mit aller gemeinsamen Anstrengung sofort möglich machen! Denn es ist auch eine Frage des sozialen Anstands und Miteinanders. In einer Welt, in der tatsächlich noch Menschen an Unterernährung sterben. Wir sind im Krieg gegen die Tiere. In den Ställen, auf Schlachthöfen und auf unseren Tellern gewinnen wir ihn täglich. Und sehen nicht mal, dass wir ihn schon längst verloren haben.

Vegan kann mehr Menschen satt machen

Und zwar 4 Milliarden

Würde man die Ernten nicht für die Nutztierhaltung verschwenden, könnten allein deshalb schon 4 Milliarden Menschen mehr ernährt werden.

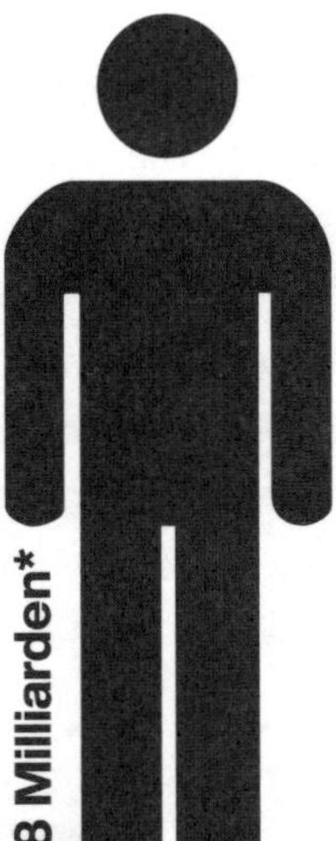

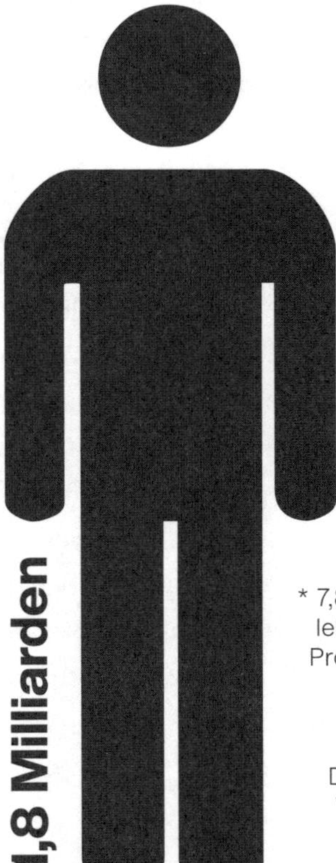

* 7,8 Mrd. Menschen leben auf der Erde. Prognose bis 2060: 10,15 Mrd. (Stand: 03/2021, Quelle: Deutsche Stiftung Weltbevölkerung)

Quelle Infografik: Emily S Cassidy et. al 2013 Environ. Res. Lett. 8 034015

3 Meer Veganer, bitte! Oder: Im Strudel des Unvorstellbaren

Es gibt Dinge im Leben, die einfach nicht wahr sein können. Zum Beispiel, dass Plastikstrohhalme zwar schlecht sind, aber kaum eine Rolle spielen

Haben Sie schon mal etwas vom pazifischen Müllstrudel gehört? Falls nicht, liegt es bestimmt am globalen Informations- und Unterhaltungsstrudel, der so wichtige Neuigkeiten geradezu verschluckt. Der pazifische Müllstrudel ist ein wahr gewordener Albtraum. Den hätte man selbst Jules Verne nicht abgenommen, hätte er ihn in seine utopischen maritimen Zukunftsgeschichten eingebaut. Es handelt sich dabei um einen beweglichen durch den Pazifik wandernden Wabbelhaufen von unfassbaren 79 000 Tonnen Plastikmüll.[1] Wieder so eine Zahl, die uns gedanklich fast erschlägt. Was sind schon 79 000 Tonnen Plastikmüll? Was soll uns das sagen? Klingt wie eine Plastikmüllhalde mitten im Ozean? Tatsächlich ist der pazifische Strudel weit schlimmer als das. Seine Größe ist vergleichbar mit der gesamten Fläche Deutschlands. Was wir dabei erst seit Kurzem genauer wissen: Ungefähr die Hälfte dieses Müllstrudels stammt aus der Fischerei. Taue, Schnüre, Netze. Fast alles aus Plastik.[2]

Spricht man über die Zerstörung der Meere, kommt wie aus der Sprechpistole: Davon leben Fischer, sie ernähren Menschen. Glauben Sie mir: Die Fischer*innen leben davon nicht gut. Und kein Mensch braucht Fisch. Schädlich für die Gesundheit ist er schon aufgrund der Schwermetallbelastung des Fleisches. Aber mal ehrlich: Wenn der Mensch die Meere zerstört, aus dem alles Leben stammt,

Pazifischer Müllstrudel

Durch Fischkonsum verursachter Plastikmüll*

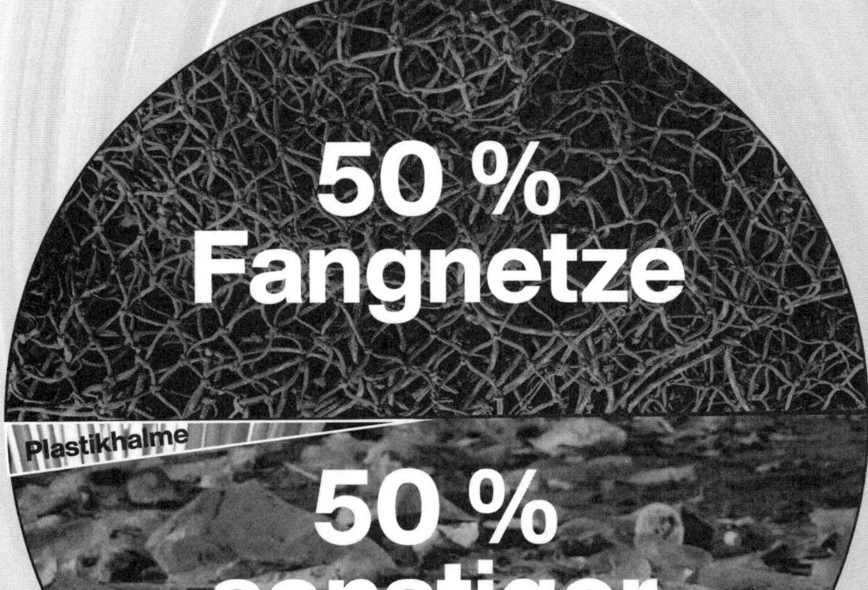

***Bitte lassen Sie nicht nur die Plastikhalme weg, sondern auch den Fisch.**

Quelle: WWF Deutschland
»Geisternetze.
Die unsichtbare Gefahr«

zerstört er auch seine eigene Gesundheit, denn er zerstört die Gesundheit der Erde.

Unsere gefräßige Spezies hat sich schlicht in ihren eigenen idiotischen und kriminellen Fischereinetzen verfangen. Es hat etwas gedauert, bis die Wahrheit über den Plastikmüll zu uns durchsickerte. Bis klar war, dass es sich nicht nur um Tüten und Kunststoffstrohhalme handelt. Während man Strohhalme aus Plastik in der Europäischen Union verboten hat, wird die Fischerei mit Milliarden Euro Steuergeld vollgepumpt. So ändert sich nicht das, was zählt! Den Verbraucher*innen wird eingebläut, dass ihr Fisch nachhaltig sei. Wie auch immer man nachhaltig definiert.

Tatsächlich verlieren Fischer*innen allein in europäischen Fanggefilden jedes Jahr unvorstellbar viele Meter an Fangnetzen. Man geht von 1 000 Kilometern aus.[3] Stellen Sie sich vor, wir rollten ein Netz von der Zugspitze bis nach Rügen aus: So viel Plastiknetzmüll landet allein in den Meeresgefilden, die Europa zugeordnet werden. Was für eine Symbolpolitik ist da der Plastikstrohhalm, den man in der EU verbietet, um Mikroplastik in Meeren und Flüssen einzudämmen. Mit solchen Symbolhandlungen kann man weiter Fische fangen – und Wählerstimmen.

Dass Europa hochgerüstete Fangflotten in alle Welt schickt, um die Kauflust so vieler Menschen zu stillen, die bewusst keinen Plastikstrohhalm mehr in ihr Glas stecken, ist inkompatibel zu jeglichem Gerede über Umwelt- und Artenschutz. Wir Käufer*innen nehmen buchstäblich jeden Strohhalm, den man uns reicht. Haben Sie jemals überhaupt schon einmal Plastikhalme gekauft? Ernsthaft? Vielleicht zum letzten Kindergeburtstag? Sie machen das nicht mehr? Das finde ich großartig. Aber lassen Sie den Fisch weg, damit helfen Sie wirklich. Dann können Sie den Fischratgeber gleich mit ins Altpapier bringen. Der fördert ja angeblich »gewaltfreie Aktionen weltweit«, so stand es zumindest auf meinem. Doch wie gewalttätig ist es eigentlich, Meerestiere aus ihrem Lebensraum zu ziehen und ersticken zu lassen? Vielleicht mag sich daran nicht jeder stören, gewaltfrei ist das ganz sicher überhaupt nicht. Dass Fische leiden, haben Sie nicht gewusst? Wissenschaftler haben das bestätigt und sagen: »Fische leiden leise.« Besser ausgedrückt: Auch sie können nicht sprechen. Wir dagegen können das. Deswegen müssen wir auch darüber reden, dass eben auch in sogenanntem nachhaltigen Fisch oft geradezu das Gegenteil steckt. Eine investigative globale Untersuchung einer niederländischen Stiftung konnte beweisen, dass in sogenannter nachhaltiger Garnelen- und Lachszucht Fischmehl aus illegalem Raub verfüttert wurde.[4] Aber diese Nachricht verfing nur kurz – und ging schnell im Medienstrudel unter.

4 »Vegan ist mir zu extrem«

> Fundamentalist*innen merken meistens nicht,
> dass sie es sind, die die Welt wirklich
> zerstören würden – wenn wir es zuließen

Dass vegan zu extrem sei, ist eine Meinung, die man weder tolerieren noch länger akzeptieren darf. Alles, was nicht vegan ist, ist extrem. 64 Milliarden Tiere zu töten ist nicht nur schlecht, sondern schlicht eine Form des Extremismus. Dieser Extremismus wird nicht besser, weil sich bisher niemand traut, die schonungslose Wahrheit auszusprechen. Das soll nicht heißen, dass ich sofort alle Tierprodukteproduzent*innen und ihre Konsument*innen ins Gefängnis sperren will. Allerdings ergibt zwei und zwei eindeutig vier und nicht drei oder sechs. Tierprodukte zerstören die mögliche friedliche Koexistenz zwischen Menschen und Tieren und zerstören wie kaum andere Einflussfaktoren Umwelt und Klima. Ist das so? Eindeutig ja.

Wir müssen aus Verantwortung zu unserem Planeten und allem Leben, also auch gegenüber uns selbst, jetzt die Notbremse ziehen. Es ist übrigens der Westen, den ich hier besonders in die Pflicht nehme. Ihn zeichnet insbesondere die Idee der offenen Gesellschaft aus. Viele ihrer Anhänger*innen haben noch nicht begriffen, dass falsche Toleranz die Offenheit zunehmend vernichtet. Ist ein Problem gelöst, das man vorher noch nicht lösen konnte, können wir die Problemverursacher nicht weiter tolerieren, wenn es das gesellschaftliche Leben dauerhaft beschädigt und bedroht. Jetzt sind vegane Alternativen zu beinahe jedem klassischen Lebensmittel vorhanden. Die veganen lebens- und (um-)welterhaltenden Produkte ersetzen damit die nicht-veganen lebens- und (um-)weltzerstörenden Produkte. Es ist eine Frage der Logik und des Mitgefühls, dass wir die große kreative Leistung dieses Neuen und Transformativen jetzt auch politisch betrachten. Die logische Konsequenz kann nur heißen, schnellstmöglich die zerstörenden Produkte aus dem Spiel zu nehmen.

Dafür brauchen wir Rahmenbedingungen und klare Spielregeln. Wenn die Spielregeln dazu beitragen, dass es möglichst keine Verlierer*innen dabei gibt, sondern überwiegend Gewinner*innen, kann vegan für niemanden zu extrem sein. Retrospektiv aber wird der Mehrheit unserer Mitmenschen sicherlich bald klar sein, dass alles nicht-vegane tatsächlich zu extrem war. »Uneingeschränkte Toleranz führt mit Notwendigkeit zum Verschwinden der Toleranz. Denn wenn wir die unbeschränkte Toleranz sogar auf die Intoleranten ausdehnen, wenn wir nicht bereit sind, eine tolerante Gesellschaftsordnung gegen die Angriffe der Intoleranz zu verteidigen, dann werden die Toleranten vernichtet werden und die Toleranz mit ihnen«, schrieb Karl Popper.[1] Der Westen hat sich lange Zeit dafür genommen, sehr tolerant gegenüber der Selbstzerstörung des Lebendigen zu sein.

Wer sich wider besseres Wissens, dass er im Regal allerhand Fleisch- und Wurstalternativen findet, noch immer in die Schlange an der Fleischtheke stellt, ist entweder noch nicht aufgeklärt, ignorant oder ein Ernährungsfundamentalist. Das klingt zunächst erschreckend hart, aber wie hart sind die Folgen für Milliarden Tiere, für den Planeten und letztlich für die uns nachfolgenden Generationen, wenn wir den Fleisch- und Milchextremismus nicht endlich durchbrechen? Wenn wir das einmal begriffen haben, sollte sich alles ändern. Es ist an der Zeit, das zu beherzigen und sich auch politisch in Bewegung zu setzen.

5 Beezwölf: Ein Dutzend Falschinformationen

Wer A sagt, muss auch B sagen,
sonst gibt es gesundheitlich etwas auf die 12

B12 ist ein Coenzym. Es hilft dem Körper bei bestimmten Prozessen, etwa der Proteinnutzung. Um das B12 ranken sich viele Legenden. Fast alle, die gern Vorgekautes nachplappern, kennen auch die Zentralfloskeln der antiveganen Ausredenfront: Vegane Ernährung sei gefährlich, weil sie kein B12 enthalte. Nur nicht-vegane Lebensmittel enthielten genug davon. Diese Aussage ist schon alleine deshalb falsch, weil fast jeder Becher veganer Joghurt bereits so viel B12 enthält, wie Ernährungsexpert*innen es als Tagesdosis empfehlen.[1] Ginge es um Angst, könnte man das Kapitel an dieser Stelle schon wieder schließen. Niemand muss einen B12-Mangel befürchten. Doch die Schlauberger unter den antiveganen Ernährungsexpert*innen behaupten im nächsten Schritt, dass das B12 im veganen Joghurt nicht natürlich sei. Ist das so? Cyanocobalamin wird aus Mikroorganismen hergestellt. Mikroorganismen sind tatsächlich der natürliche Ursprung für B12 und natürlich vegan. Die meisten Vegangegner*innen wissen nicht, dass die Nutztiere, die sie essen, mit demselben Stoff versorgt werden. Fast jedes Kraftfutter enthält Cyanocobalamin.[2] Und genau deshalb findet man es im Fleisch und teilweise auch in anderen nicht-veganen Lebensmitteln. Aber ganz und gar nicht, weil die Natur dem Menschen das B12 netterweise über die Tiere zur Verfügung stellen würde. Das bilden sich nur diejenigen ein, die meinen, mit dem Thema B12 ein vermeintliches Argument an der Hand zu haben, mit dem sie sich aus der Affäre stehlen könnten. Nach dem Motto: B12 sei der letzte Beweis dafür, dass vegane Ernährung nicht natürlich sei und eben gefährlich. Deshalb bräuchte auch niemand vegan zu werden.

Mit solchen Falschinformationen riskieren mitunter auch Fleischextremist*innen ihre Gesundheit. Fehlt diesen nämlich der sogenannte Intrinsische Faktor, so können sie selbst zwar Mengen an B12-angereichertem Fleisch verzehren, doch es hilft ihnen nicht. Bei mangelndem Intrinsischen Faktor kann eine B12-Aufnahme über Nahrungsmittel nicht ausreichend gewährleistet werden.[3] Dann hilft nur eine Supplementierung über Spritzen. Mit vegan oder nicht vegan hat das aber nichts zu tun. Wer mit dem Finger auf Veganer*innen zeigt und ein

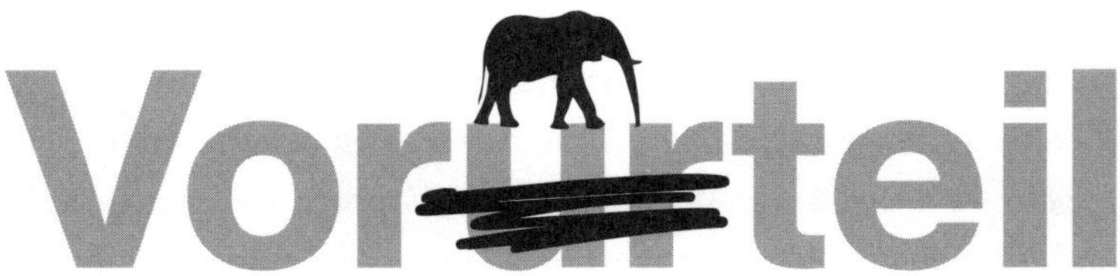

Vorurteil:

Als Veganer*in hat man zu wenig Nährstoffe.

Vorteil:

1750-mal mehr Beta-Carotine, Ballaststoffe (haben nicht-vegane Lebensmittel nicht), 73-mal mehr Vitamin C, 61-mal mehr Folsäure, 22-mal mehr Vitamin E, zehnmal mehr Eisen, zehnmal mehr Magnesium, doppelt so viel Kalzium. Bei B12 haben informierte Veganer*innen viel weniger ein Problem als uninformierte Nicht-Veganer*innen.

Problem hat mit seinem Intrinsischen Faktor, könnte seine Gesundheit riskieren. Das gilt auch für Veganer*innen, die dasselbe Problem haben und meinen, ein täglicher rein pflanzlicher Joghurt aus dem Handel, dem B12 zugesetzt wurde, reiche aus. Stattdessen wären beide gut beraten, sich mittels einer Blutuntersuchung abzusichern. Es reicht aus, das etwa alle zwei Jahre zu wiederholen. Wirklich nennenswerte Mengen an B12 enthalten nur Niere und Leber. Aber die Mengen sind nur deshalb so hoch, weil über die Organe alles ausgeschieden wird, was der Körper nicht benötigt. Sehr gering sind dagegen die Mengen an B12 in einem gewöhnlichen Stück Fleisch oder einem Glas Milch. Der vegane Joghurt hält da jedem Vergleich stand. Und keine der beiden B12-Quellen, Tierprodukt oder eben vegan mit Ergänzung, ist natürlicher als die andere. Wenn man so will, sind beide Wege der B12-Supplementierung natürlich und kulturell zugleich. Der friedlichere Weg ist dabei nachweislich der vegane, weil er das Leiden von Tieren für die Aufnahme von B12 ausschließt.

Eine weitere Falschbehauptung besteht in der irrtümlichen Annahme, dass nur Tiere B12 produzieren könnten. Genau das kann aber kein einziges Tier. Pflanzen enthielten dagegen, so die Behauptung, überhaupt kein B12. Auch das hört und liest man immer wieder. Richtig ist, dass Säugetiere, sowohl Menschen als Nutztiere, in früheren Zeiten vermutlich ausreichend B12 über ihre pflanzliche Nahrung aufnehmen konnten. Die Menge der Mikroorganismen in Böden und damit in Pflanzen war vermutlich vor der Chemisierung der Landwirtschaft deutlich höher. Ebenso wie vor Einführung heutiger Hygienestandards. Da mag die Menge an B12 mangels Hygiene und dank mehr Mikroorganismen hoch genug gewesen sein.

Der Eidgenössischen Technischen Hochschule (ETH) in Zürich gelang der Nachweis, dass Pflanzen B12 assimilieren – allein die Menge sei aus Sicht der modernen Ernährungsempfehlungen zu gering.[4] Dass es einen engen Zusammenhang zwischen verminderten B12-Mengen und der Chemisierung von Pflanzen gibt, zeigt das Beispiel der Sanddornbeere. Eine Weile enthielten ihre reifen Früchte höhere Mengen an aktivem B12. Das änderte sich erst dann, als man in der EU zur subventionierten Förderung der Sanddornproduktion überging und fortan Pflanzenschutzmittel zum Einsatz kamen. Ein Naturproduktehersteller, der seiner Kundschaft eine natürliche und nicht-tierische B12-Quelle mithilfe von Sanddornextrakten angeboten hatte, musste sein Produkt daraufhin vom Markt nehmen. Die B12-Mengen in den Beeren ließen immer weiter nach. Der Anbieter aber, von Beruf Pharmazeut, gab sich nicht geschlagen und entdeckte eine neue pflanzliche Quelle in der Quecke.[5] Diese assimiliert, wie die ETH Zürich es nennen würde, so viele B12-bildende Mikroorganismen, dass man daraus ein veganes Kaubonbon rein pflanzlichen Ursprungs herstellen kann, mit dem man, wenn man so will, seinen veganen B12-Bedarf ganz natürlich und in Bio-Qualität decken kann. Ich selbst zerbrösele das mit Sanddorn und Orangenöl hergestellte Queckenbonbon und füge es meinen Haferflocken bei.

Wie absurd die Vorwürfe an Veganer*innen sind, erkennt man auch an einem weiteren wichtigen Stoff, der ausreichend benötigt wird, damit B12 überhaupt wirken kann: Folsäure. Wer würde aber insbesondere Schwangeren unterstellen wollen, schwanger zu sein sei gar nicht natürlich, weil man dafür viel Folsäure braucht und diese eben auch fast immer supplementieren sollte? Haben Sie schon mal gehört, dass jemand behauptet, schwanger zu sein sei unnatürlich? Gehen Sie lieber selbst mit dem Gedanken schwanger, vegan zu leben. Schwanger sein und vegan leben – beides ist nicht nur das Natürlichste der Welt, beides dient dem Leben.

6 Vegane Transformation – Geld verdienen mit Produkten, die niemandem wehtun

Als ich diese Rede in München hielt,
war längst noch nicht jedem klar, wohin
die Reise geht

Das Symposium für feines Essen + Trinken ist einer der wichtigsten Treffpunkte der deutschen Lebensmittelwirtschaft. Ich hatte die Ehre, dorthin eingeladen zu werden und vor Hunderten Gästen in München zu sprechen. Meine Rede im Wortlaut:

»Mit fleischloser Ernährung haben wir die Chance auf eine bessere Zukunft. In Deutschland sind schon zahlreiche Unternehmen auf den Veggie-Zug aufgesprungen. Das ist der erste Schritt in die richtige Richtung.

Die Pionierunternehmen, insbesondere der deutschen Lebensmittelindustrie, leisten jetzt schon vorbildliche Arbeit, die hoffentlich auch weltweit zu einem Umdenken führt: Wenn vegane Produkte schmecken, helfen sie Verbraucherinnen und Verbrauchern und damit der Gesellschaft, in der wir leben, Dinge zu optimieren – zum Wohle aller.

Wenn man gegen Windmühlen anredet, begeistert es einen zutiefst, wenn eine solche Mühle, zum Beispiel die Rügenwalder Mühle, sich aufrafft und pflanzliche Lebensmittel produziert. Don Quichotte hatte es schwerer.

Fleisch und alle anderen nicht-veganen Lebensmittel zu produzieren setzt Gewalt voraus, und zwar Gewalt bis zum Tod. Es hat keinen einzigen Zeitpunkt in der Weltgeschichte gegeben, in dem Milliarden Tiere wie heute überall auf dem Planeten eingesperrt wurden. Damit muss Schluss sein! Für mich – als Vorsitzender der Veganen Gesellschaft Deutschland – ist die neue vegane Ernährungsweise kein Trend, sondern das große neue Thema und nicht nur die Mode der Saison.

Charles Darwin, Alexander von Humboldt und Rudolf Steiner sind nur drei von vielen Menschen, die schon früh erkannt haben, dass sich der Mensch durch die Massenproduktion tierischer Lebensmittel nur selbst schadet. Der Mensch ist durch diese Massenproduktion –

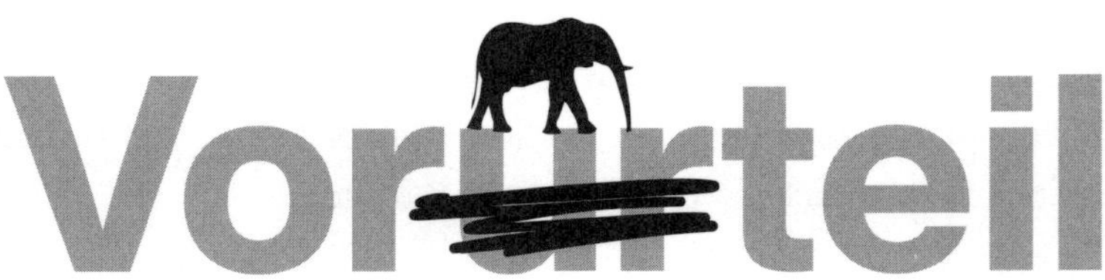

Vorurteil:

Vegane Fleischalternativen schmecken nicht.

Vorteil:

Mittlerweile gibt es Steaks, Brüh- und Bratwurst, Schnitzel, Frikadellen, Tee- und Leberwurst, die sensorisch nicht nur genauso gut sind und schmecken, sondern teilweise sogar besser: Es bleibt etwa weniger zwischen den Zähnen hängen. Hafermilch toppt schon heute aus Sicht von Millionen Leuten Kuhmilch: Es stehen zig andere Pflanzenmilchsorten zur Verfügung. Ausprobieren geht über kritisieren. Die alten Ausreden zählen längst nicht mehr.

und das verdrängen wir immer sehr gerne – selbst bedroht. Denn nicht-vegane Nahrung belastet die Weltmeere und Trinkwasserreserven nicht nur, sondern zerstört sie. Monatlich werden Regenwaldflächen vernichtet, die so groß sind wie Fußballfelder.

Was können wir dagegen tun?

Als Verleger des Veganmagazins bin auch ich an Umsatz interessiert. Trotzdem müssen wir zusätzlich über unseren Tellerrand hinausblicken. Auf längere Sicht wird im Bereich der Lebensmittel nur die vegane Transformation die Lösung sein. Vegane Transformation bedeutet, bisherige Lebensmittel, an die wir uns gewöhnt haben, zu veganisieren: Zukünftig wird das, was unsere Enkelkinder kennen und lieben, gewohnheitsmäßig vegan sein – die Wurst, der Käse, der Joghurt, der Quark und vieles mehr.

Wir müssen aber auch ganz neue Lebensmittel erfinden, wie zum Beispiel das In-vitro-Fleisch. Damit könnte man zukünftig auch die letzten Fleischextremisten überzeugen, ein Produkt zu genießen, für das kein Tier sterben musste. Geld verdienen kann man auch mit Produkten, die niemandem wehtun.

Um Gewinne zu erwirtschaften, ist es inzwischen technologisch nicht mehr nötig, Tiere weiterhin zu quälen. Vegane Nahrung, die schmeckt und beliebt ist, wirkt in Zukunft nicht nur nachhaltig auf unsere Umwelt: Wenn wir dafür sorgen, dass vegan eine menschliche Lebensweise und nicht nur ein Trend ist, steigen auch die Margen für vegane Produkte.«[1]

V
AUF DAS KLIMA KOMMT ES AN

1 Eins-komma-fünf? C'est la vie

Kennen Sie das »globale Ziel«,
an dem in der Stadt der Liebe Tag und
Nacht eifrig gearbeitet wurde?

Paris hatte sich fein rausgeputzt. Die Welt sich aufgerafft. Am 30. November 2015 trafen sich Delegationen von 197 Staaten in der Stadt der Liebe. Die Betten waren ausgebucht. Sehr viel CO_2 wurde allein für die Anreise von 40 000 Diplomat*innen emittiert.[1] Allein ihre Rollkoffer erzeugten erhöhte Spuren von Mikroplastik auf den Straßen von Paris. Alles nur ein kleiner Klacks im Verhältnis zum weltweiten Verbrauch am selben Tag. Extra viele Tiere mussten für die gastronomische Verpflegung Federn und Borsten lassen. Es klingelte gewaltig in den Kassen des Hotel- und Gaststättengewerbes. Man rückte als Weltgemeinschaft so eng zusammen wie schon lange nicht mehr. Die Tage gingen und die Nächte kamen. C'est la vie. So ist der Mensch!

Die Klimaschutzkonferenz von Paris endete erst am 12. Dezember. Fast zwei Wochen hatten sie gemeinsam in den Geburtswehen gelegen, um dann wenigstens mit 55 der Teilnehmerdelegationen den Schlussakt zu gebären. Sie setzten schließlich 55 in feinste Tinte gezeichnete Unterschriften unter das lang ersehnte globale Ziel. Die Erderwärmung möge »deutlich unter zwei Grad« sinken. Besser noch auf 1,5 Grad. Das Kind war geboren! Willkommen auf der Erde! Und nun bitte, rette nun, du lang erwartetes 1,5-Grad-Ziel, unseren Planeten! Schließlich sind wir zu Zehntausenden hier erschienen, um das in fast zwei Wochen zu ermöglichen.

Doch wir wissen ja längst: Papier ist geduldig. So wie wir Menschen es sind. Selbst dann noch, wenn uns die Zeit davonläuft. Auch in der Welt der Politik und Diplomatie gibt es die große Aufschiebe
ritis. Was du heute kannst besorgen, verschiebe auf morgen. Auf den einen Winter folgte der nächste und der überübernächste. C'est la vie. So sind wir.

Aber im Lauf der Jahre wurden dann immerhin aus 55 mehr als dreimal so viele Staaten, die sich dem globalen Ziel anschlossen. Hatte sich also aus dem Herzen der Stadt der Liebe zumindest ein Funke der Hoffnung entzündet? Ja. Ist die Hoffnung völlig unbegründet? Hoffentlich nicht. Und vergessen wir nicht Greta Thunberg. Die kleine mutige Schwedin, die uns alle den Spiegel vorhielt. Mögen 40 000 Teilnehmende von Paris sich im Spiegel gesehen haben. Manchmal reicht eine einzige Stimme voller Mut, um durch eine Aktion an einem Tag mehr in der Welt zu bewegen, als Zehntausende das in stickigen Konferenzräumen vermögen.

Durchschnittliche CO_2 Einsparung

in Kilogramm pro Kopf und Jahr

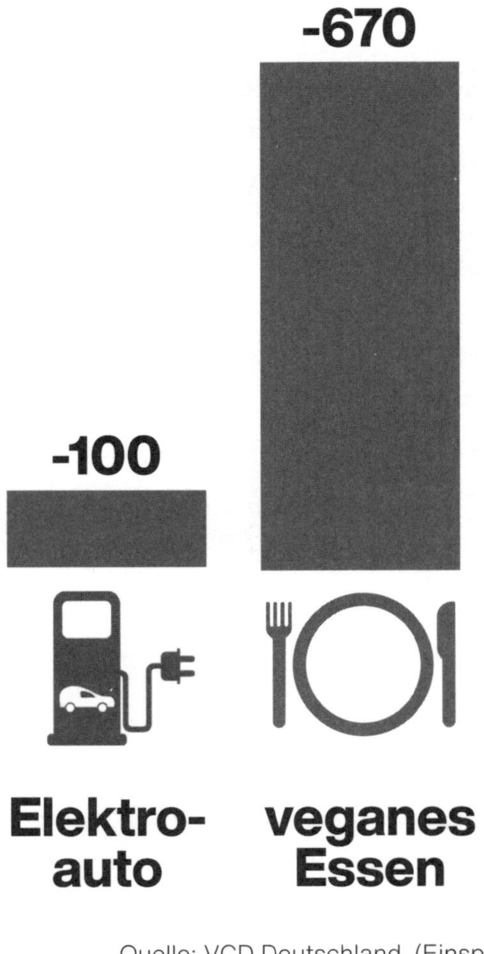

Quelle: VCD Deutschland. (Einsparung Elektroauto)
Joseph Poore.Uni Oxford und *Der Spiegel*
(Einsparung durch vegan)

2 Das ist der Gipfel!

Sie wollen die Welt retten und bestellen sich genau das, was sie zerstört. Dabei sind Messer und Gabel der Gradmesser

Joseph Poore von der britischen Universität Oxford sagt: »Eine vegane Ernährung ist der wahrscheinlich größte Hebel, um den eigenen ökologischen Fußabdruck zu verringern.« Das hat wissenschaftlich Hand und Fuß. Um seine Aussage zu verstärken, ergänzt er: »Es bringt viel mehr [vegan zu essen], als ein Elektroauto zu kaufen oder weniger zu fliegen.« Denn durch den Verzicht auf Tierprodukte gelangen viel weniger Treibhausgase in die Atmosphäre.[1] Außerdem werden auch andere Umweltauswirkungen wie der Landverbrauch reduziert.

Zurück nach Paris: »Frankreich«, berichtete Agence France Presse (AFP) über den Klimaschutzgipfel von Paris, »zog am Montag seine kulinarischen Großkanonen für eine der größten Küchenherausforderungen aller Zeiten heraus: das Kochen des Mittagessens für das größte eintägige Treffen von Weltführern der Geschichte. Fünf Köche, die jeweils von den anspruchsvollen Richtern des Michelin-Lebensmittelführers mit Sternen ausgezeichnet wurden, haben sich zu einer gastronomischen Tour de Force zusammengetan, um den kulinarischen Ruf Frankreichs auf einem Klimagipfel in Paris zu verteidigen«.[2]

Die 170 Spitzengäste wurden, so AFP, an 20 Tischen untergebracht. Darunter der UN-Generalsekretär, die Präsidenten der USA, Chinas, Russlands, Großbritanniens, Frankreichs, Deutschlands.

CO_2 Käse & Braunkohle

Das Milchunternehmen Friesland-Campina stößt mehr CO_2 aus als das in die Schlagzeilen geratene Braunkohlekraftwerk Weisweiler.

Quelle: ETS, Böll-Stiftung

20 Mio Tonnen

19 Mio Tonnen

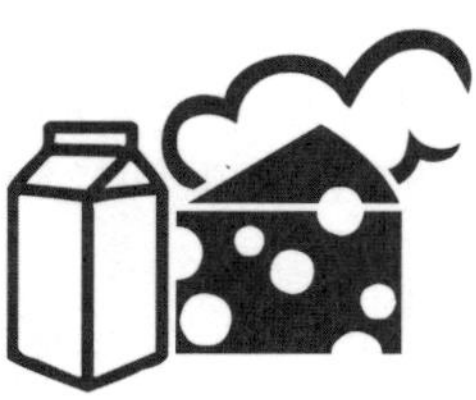

FRIESLAND
CAMPINA
MILCHKONZERN

WEISWEILER
KOHLEKRAFTWERK
RWE

Es wurde manches aufgefahren, was dem gemeinsamen 1,5-Grad-Ziel am allermeisten schadet. Zum Beispiel der »Käse-Gang aus der französischen Mont-Blanc-Region und Hühnchen«. Ojemine!

Käse verursacht sogar 2,5-mal mehr klimaschädliche Emissionen als Schweinefleisch. Die Presse hätte über den Gipfel angesichts seiner Verlogenheit schlicht schreiben müssen: »Das ist der Gipfel!« Stattdessen schrieb AFP weiter: »Alle Gerichte verließen die Küche für die Tische in weniger als einer Stunde, um die Führer nicht warten zu lassen, die versuchen, eine globale Klimakatastrophe abzuwenden, sagte Guy Krenzer vom Pariser Feinkost-Caterer Lenotre.«

Der albanische Präsident sagte sogar, dass das Mittagessen »sehr gut zu diesem Klimagipfel passe«. Das war die Sahne obendrauf. Merci! Bon appetit, Homo sapiens! Zwei Jahre später in Bonn hat sich nichts an den Speisegewohnheiten der globalen Klimaschutzcommunity geändert: Auf den Tisch kamen schließlich Haxen mit Püree, Wiener Schnitzel, aber auch Reis mit Meeresfisch.[3]

Ist derlei Unlogik und Unverfrorenheit das Produkt einer Gruppendynamik der Verleugnung? Vielleicht ist es das. Möglicherweise beweist es auch schlichtweg einen globalen Mangel an Intelligenz. Mir erscheint das alles als Real-Kabarett auf der Bühne des Welttheaters. Es wird sich nichts ändern, wenn wir das alles nicht beim Namen nennen. Solange Journalist*innen am Rand so großer Veranstaltungen auch selbst etwas vom »Buffet« abbekommen, werden wenige kritisch berichten. Nicht nur der Käse von Paris stinkt angesichts der Tatsachen zum Himmel. Man könnte am Homo sapiens geradezu verzweifeln.

Joseph Poore hat für den *Spiegel* den CO_2-Fußabdruck eines deutschen Veganers berechnet. »Pro Kopf und Jahr produziert er durchschnittlich elf Tonnen Treibhausgase. Wer vegan lebt, reduziert seine Bilanz laut Poore um zwei Tonnen jährlich, bei ansonsten gleichbleibendem Lebensstil. Das entspricht, je nach Berechnungsgrundlage, in etwa acht Economy-Class-Flügen zwischen London und Berlin. Die Kalkulation geht unter anderem davon aus, dass zur Herstellung von veganem Essen wesentlich weniger Agrarland beansprucht wird – und die freigewordenen Flächen an die Natur zurückgehen und dort Bäume wachsen, die Kohlendioxid binden. Dadurch würden bei einer veganen Ernährung jährlich 670 Kilogramm weniger CO_2 pro Kopf freigesetzt. Bei den Zahlen handelt es sich um Durchschnittswerte, die sich auf Deutschland beziehen.«[4] Wir dürfen sie getrost auf die Welt übertragen.

In Paris und auf allen weiteren Klimaschutzkonferenzen spielte das alles keine Rolle. C'est la vie. So sind wir! Aber die große Frage lautet doch: Warum?

3 Der innere Klimawandel

> Wenn der Klimawandel den Planeten anheizt, heißt das nicht, dass eine Unterkühlung unserer Herzen ihm hilft

Warum es nicht bleiben darf, wie es ist? Auch, weil wir uns letztlich damit selbst zerstören. Wie dumm. Was hindert uns nun wirklich, das einzusehen? Was fehlt uns?

Offenbar bewegt uns die Informationseinheit »ökologischer Fußabdruck« nicht wirklich und wir scheinen keine kalten Füße dabei zu bekommen, wenn uns jemand beweist, dass nicht-veganes Essen deutlich klimaschädlicher ist, als fast zehn Mal den Flieger nach London und zurück zu nehmen. Weitermampfen, weil die meisten anderen das auch tun? Wie schaffen wir das bloß mit dem massenhaften Bewusstseinswandel? Den brauchen wir doch aber, oder? Die Antwort klingt kindlich-naiv, beinahe sogar banal und doch begründete sie die erfolgreichsten Weltreligionen wie das Christentum. »Richtig sehen kann man nur mit dem Herzen«, sprach der Fuchs in Saint-Exupérys *Der kleine Prinz*.[1]

Wie sieht der wichtigste Eyecatcher der letzten Jahrzehnte aus, um uns verfrorenen Menschenseelen immer wieder den Klimaschutz ans Herz zu legen? Raten Sie mal, falls es nicht sofort ins Auge fällt. Es ist der Eisbär auf seiner Scholle. Die Vorstellung sieht so aus, dass ihm das Eis unterm Hintern wegschmilzt, wenn wir uns nicht endlich darum bemühen, Elektroautos zu fahren, und die Kohlekraftwerke verschrotten. Hat das Bild dabei geholfen, dass sich etwas tut? Lange Zeit waren wir

CO_2 Einsparung

**durch Umstieg
auf eine
vegane Ernährung
pro Jahr
entspricht
8 Flügen**

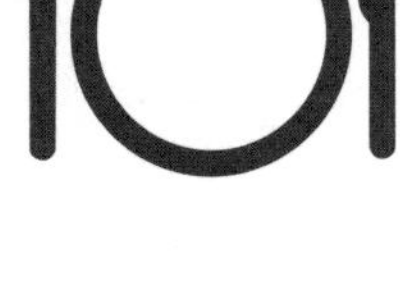

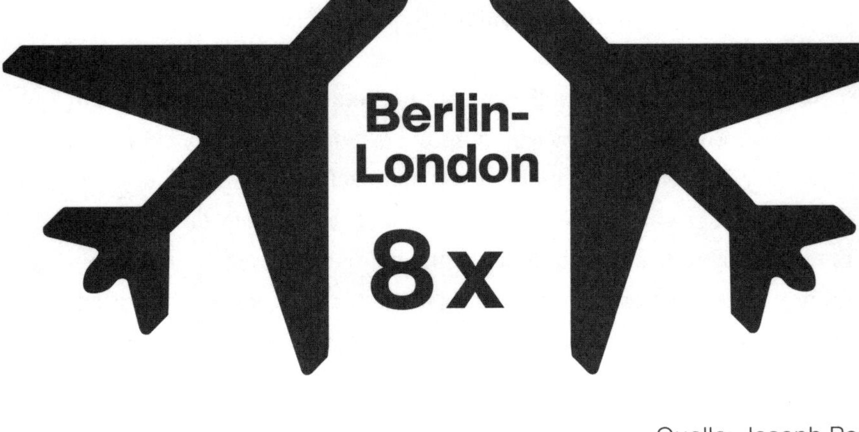

Quelle: Joseph Poore.
Uni Oxford und *Der Spiegel*
(Einsparung durch vegan)

meilenweit davon entfernt, die selbstgesteckten Ziele zu erreichen. Es ist ein zutiefst geistiges Problem, das wir noch nicht gelöst haben und unbewusst mit uns herumschleppen. Wir werden vielleicht den Klimawandel niemals global ausbremsen können, wenn wir nicht heute noch damit beginnen, den inneren Klimawandel zu starten. Ohne dabei auf »die Anderen« zu warten. Es mag ja noch so kitschig klingen. Wir bilden uns ein, total fortschrittlich zu sein. Wir haben sogar künstliche Intelligenz erschaffen. Zeit, die natürliche besser zu nutzen, da uns die künstliche sonst auch nicht mehr helfen kann? Ich denke schon.

Von 1930 bis ungefähr 1990 haben wir uns selbst (den Menschen!) Homo sapiens (2x insgesamt) genannt. Das zweite »sapiens« – jedes davon steht für »einsichtsfähig/weise« – ist *kein* Druckfehler. Unsere Wissenschaftler*innen haben es gestrichen. Sie hatten in Anbetracht unseres Verhaltens wirklich jeden Grund dazu. Allerdings war das nicht der Grund. Wir unterscheiden uns, das war der wahre Änderungsimpuls, gar nicht so sehr von unserem Vorgänger, dem Homo sapiens neanderthalensis. Wenn ich mir die Menschenschlangen vor den Fleischtheken so anschaue, glaube ich sogar, dass wir dem Neandertaler Unrecht antun. Er hatte sicher kältere Füße als wir, aber bestimmt einen deutlich günstigeren ökologischen Fußabdruck. Falls er überhaupt tote Tiere gegessen hat, dann musste er sie wenigstens noch mit einfachen Waffen selbst jagen.

Charles Darwin hatte schon recht: Mitgefühl mit den Tieren ist »eine der spätesten Eigenschaften des Menschen«. Vielleicht ergattern wir uns das zweite »sapiens« wieder zurück, wenn wir die Klimakrise überwunden haben. Viel Zeit bleibt uns nicht. Falls es dann noch nicht zu spät ist, werden wir nahezu sicher zu Homo sapiens veganensis.

Die Klimaerwärmung können wir ganz sicher nur dann aufhalten, wenn wir Herzenswärme zulassen. Dafür müsste jeder Einzelne von uns einen inneren Klimawandel durchlaufen.

Vor hundert Jahren wurde Rudolf Steiner am Rande eines Vortrags gefragt, warum er keine Tiere esse, und antwortete mit einer Gegenfrage: »Essen Sie denn gerne Hunde- oder Katzenfleisch?« Die Fragestellerin antwortete: »Ganz gewiss nicht.« Und Steiner ergänzte: »Sehen Sie, und mich ekelt auch das Fleisch von anderen Tieren.« Es gibt Leute unter uns Menschen, die diese kleine Episode nicht verstehen können oder wollen. Sobald sie aber mal einem echten Schwein, Rind, Huhn, Schaf oder anderem Nutztier ähnlich begegnen wie sonst einer Katze oder einem Hund, ist der halbe Eispanzer schon vom Herzen weggeschmolzen. Davor haben nicht wenige in Wirklichkeit Angst. Doch glauben Sie mir, falls Sie zu diesen gehören, Sie werden es nicht bereuen. Das Fleisch Ihrer Katze wäre für Sie sicher passé? Bertha von Suttner hat schon vor über 100 Jahren treffend erkannt: »Wie viele unter uns gibt es schon jetzt, die niemals Fleisch äßen, wenn sie selbst das Messer in die Kehle der betreffenden Tiefe stoßen müssten!«[2] Streicheln Sie mal eine Kuh oder ein Schwein, dann können Sie es ebenso nicht mehr essen. Warum man die Drecksarbeit, die Blutarbeit in deutschen Schlachthäusern Menschen aus anderen Ländern machen lässt? Das liegt nicht nur an der miesen Bezahlung. Es ist nicht so leicht, jemanden zu finden, der dazu bereit ist. Wir müssen jetzt auch lernen, nicht mehr dazu bereit zu sein, solche Produkte zu kaufen und zu essen. Denn die Grausamkeit gegen die Tiere, die Zerstörung der Natur und die Ausbeutung der Arbeiter*innen speist sich erst aus unserem eigenen Konsum- und Essverhalten.

4 Gratwanderung und Gradwanderung

> Wir wollen keine Schwarz-Weiß-Malerei,
> aber wenn man sich nicht für die richtige Seite
> entscheidet, verändert sich nichts

In der Geschichte der Menschheit waren wir immer gut beraten, wenn wir Warnungen ernst nahmen. Irren ist menschlich – Ignoranz ebenso. Es gibt Leute, die unisono leugnen, dass der Klimawandel von Menschen verursacht ist. Haben die Anhänger dieser Leute schon einmal ernsthaft darüber nachgedacht, was ihr Leugnen tatsächlich bewirken könnte, sollte es sich durchsetzen und die Klimaforscher*innen dann dennoch recht haben?

Was schadet es ihnen, CO_2 einzusparen, wenn es sehr wohl unsere Chancen erhöht, noch schlimmere Entwicklungen wenigstens auszubremsen? Jetzt könnte ich schreiben, dass Leute, die kein Herz haben für leidende Schweine und Rinder, auch vermutlich keines für Eisbären haben. Sollten die Klimaforscher*innen recht haben mit ihren Prognosen, schmilzt die Eisscholle auch deshalb den Eisbären schneller weg, weil sich zu viele nicht für sie erwärmen können. Klimaschutz wirkte lange Zeit wie eine Gratwanderung: Die lautesten Kritiker*innen glaubten, die globale Erwärmung sei keine Tatsache, sondern Glaubenssache. Bohrt man nach, leugnen Klimaleugner*innen oft nicht den Klimawandel an sich. Sie zweifeln nunmehr einfach daran, dass Menschen für den Klimawandel verantwortlich sind. Das vereinfacht ihre Propaganda. Ein Teil der Menschheit geht dem auf den Leim. Warum, ist leicht zu erklären. Man muss aus Sicht derer, die keine Verantwortung bei den Menschen sehen, dann eben auch gar nichts ändern. Alle jene, die sich stattdessen für den Klimaschutz engagieren, sind aus ihrer Sicht Opfer einer Klimaverschwörung. Idealistische Jugendliche, die für Klimaschutz protestieren, sind in ihren Augen aufgehetzte Spinner*innen.

Klimaschutz ist nicht nur eine Grat-, sondern auch eine Gradwanderung. Mit vielen Nuancen. Aber wenn es ernst wird, bleibt uns zwischen Schwarz und Weiß nur eine einzige richte Entscheidung. Im Graubereich wandeln wir schon viel zu lange.

5 Greta ist greater

Greta Thunberg gelang es wie keinem Menschen zuvor, die Klimaherausforderung in das globale Bewusstsein zu rücken. Wie denkt sie über das vegane Thema?

Sehr gespannt machte ich mich bereits Anfang 2019 auf den Weg nach Stockholm. Denn ich wollte mir mein eigenes Bild von Greta Thunberg machen. Selbstverständlich interessierten mich Gretas Ansichten zum veganen Thema. Schließlich hatte ich vor, ein Interview mit Greta im von mir herausgegebenen Veganmagazin zu veröffentlichen. Je länger das Interview zurückliegt, umso bemerkenswerter finde ich Gretas auf den Punkt gebrachte Antworten. Und schon allein Gretas erste Antwort berührt mich sehr.

Christian Vagedes: Du lebst konsequent vegan?

Greta Thunberg: Ich lebe vegan, weil ich die Umwelt schonen möchte, aber ich möchte betonen, dass ich in erster Linie aus ethischen Gründen vegan lebe. Ich möchte nicht am Leid der Tiere beteiligt sein.

CV: Wie groß ist aus deiner Sicht der Faktor tierischer Produkte auf Klima und Umwelt?

GT: Die Produktion tierischer Produkte hat den größten schädlichen Einfluss. Ich weiß die Zahl nicht genau, aber es sind ungefähr 50 Prozent.

CV: Die meisten Politiker sprechen auf der einen Seite viel von der Klimaveränderung, auf der anderen Seite weigern sie sich radikal, das vegane Thema auch nur ansatzweise zu fördern. Was denkst du darüber?

GT: Ich weiß es nicht. In Schweden wollen sie die Bauern unterstützen, Grünflächenerhaltung und Biodiversität. Sie behaupten deshalb auch, dass es umweltschützend sei, Fleisch zu essen.

CV: In Deutschland folgen viele Schüler*innen deinem Beispiel und veranstalten auch Fridays-for-Future-Tage und gehen nicht in die Schule. Du bist auf vielen deutschen Zeitungs- und Magazin-Covern zu sehen, aber auf der Webseite von Fridays for Future findet man nicht einmal das Wort vegan. Ich konnte es nicht fassen. Dieser Protest scheint mehr auf der etablierten Linie zu liegen, als wirkliche Opposition zu sein.

GT: Das Gute an Fridays for Future ist, dass es nur ein Hashtag ist, keine Organisation. Jeder Teilnehmer ist komplett unabhängig und niemand kontrolliert, was Einzelne sagen.

CV: Verstehe das bitte nicht falsch, wir sind auf deiner Seite. Es ist nur so, dass einige Schüler in Foren über das vegane Thema lachen. Wie kann das sein? Warum sind manche Menschen so dagegen?

GT: Ich habe davon gehört, das passiert mir auch ständig. Sie lachen, obwohl man ihnen die Zusammenhänge erklärt. Vielleicht ist das Thema vegan zu provokativ für sie.

CV: Wenn du den deutschen Klima- und Umweltaktivisten die Notwendigkeit des veganen Wandels erklären könntest, was würdest du konkret sagen?

GT: Ich würde sagen, dass durch eine vegane Ernährung der ökologische Fußabdruck verkleinert würde und sie sich gleichzeitig nicht mehr am Leid der Tiere beteiligen würden.

CV: Vor Kurzem warst du Gast beim Weltwirtschaftsforum in Davos. Dort hast du auch dafür plädiert, kein Fleisch und keine Milchprodukte mehr zu konsumieren. Wie war die Reaktion der Anwesenden? Gab es auch positive Reaktionen?

GT: Nein, ich glaube nicht.

CV: War vegan ein Thema in Davos?

GT: Nein.

CV: Können wir deiner Meinung nach unsere Situation auf dem Planeten ändern? Und wie schnell?

GT: Wir können es ganz sicher, wir müssen einfach mal damit anfangen. Wir haben dafür einen bestimmten Zeitraum, in dem wir die Möglichkeiten ergreifen müssen, die wir haben.

CV: Was sollten die Menschen als Nächstes tun?

GT: Sie sollten sich über die Ernsthaftigkeit der Lage klar werden, prüfen, was sie selbst besser tun können, und sich mit anderen zusammenschließen, um sich Gehör zu verschaffen, und sagen, dass sie einen anderen Weg gehen wollen.

6 Bio für alle geht nur vegan

Die Biobranche könnte ihre Chancen nutzen. Aber sie müsste dazu wieder frei denken und etwas abschütteln

Die Auswirkungen von zu viel Chemie zur Regulierung des Pflanzenwachstums in der Landwirtschaft können fatal sein. So führt man teilweise auch das Bienensterben darauf zurück.[1] Außerdem drohen Trinkwasserreserven chemisch belastet zu werden.[2] Je natürlicher eine Landwirtschaft ist, umso sicherer ist der Erhalt der Natur. So ist die Idee einer stärker biologisch ausgerichteten Landwirtschaft entstanden.[3]

In Deutschland werden mittlerweile fast zehn Prozent der landwirtschaftlichen Flächen biologisch bewirtschaftet, in Österreich sind es sogar schon 25, in der Schweiz und Italien sind es jeweils 15 Prozent.[4] Eine Studie aus dem Umkreis der Bio-Anbauverbände behauptet, man könne die Welt komplett durch biologischen Anbau ernähren. Vorausgesetzt, dass man weniger Fleisch esse und die Fütterung in der Tierhaltung umstelle.[5]

Viele halten das für eine schöne Utopie, die an der Klippe der Wirklichkeit zerschellt. Schließlich geht es auch um Ernährungssicherheit. Aus meiner Sicht gibt es aber tatsächlich einen Weg, der die Ressourcen so radikal wie sinnvoll schont. Mit Ressourcen meine ich vor allem zunächst die Böden und das Wasser. Beides gelingt nachweislich am besten durch biologische Landwirtschaft.

Doch etwas ganz Entscheidendes ist dabei deutlich zu erklären: Bio für alle ist möglich, aber nur in einer veganen Welt. Alles andere ist nur eine schöngerechnete Utopie. Allerdings hat die Biobranche hier ein nicht-veganes Brett vor dem Kopf. Es ist ihr Dogmatismus, der ihr vorschreibt, dass Tiere unbedingt ausgebeutet werden müssten. Dabei beginnt die Behauptung, dass dies erforderlich sei, mit einer geschichtlichen Manipulation, der ich schon vor Jahren auf die Schliche kam. Man muss diese Geschichte immer wieder erzählen.

Einer der Initiatoren einer biologischen Landwirtschaft war der Philosoph und Naturwissenschaftler Rudolf Steiner. Auf ihn geht der sogenannte biologisch-dynamische Anbau zurück, bekannter unter dem Markennamen Demeter. Seine Schrift *Der Landwirtschaftliche Kurs*[6] gilt heute manchen (nicht allen) Demeter-Leuten als eine Art von Dogma für die Landwirtschaft. Man hört immer wieder die Aussage, dass Tiere »unbedingt zum Hoforganismus« gehörten. Im Grunde versteht sich das ja von selbst, denn Tiere sind Teil der Natur, und solange es draußen Tiere gibt, sind sie auch Teil jeder landwirtschaftlichen Fläche. Steiners Schrift *Der Landwirtschaftliche Kurs* ist allerdings in seiner jetzigen Form nur eine Abschrift von einer Abschrift, die von ihm selbst nie autorisiert wurde. Im Gegenteil: Sein engster Mitarbeiter in landwirtschaftlichen Angelegenheiten bat mehrfach vergeblich im Namen Steiners um die Abschrift der Texte, damit Steiner sie noch hätte autorisieren können. Bei meinem persönlichen Besuch im Rudolf-Steiner-Archiv in Dornach bei Basel bestätigte mir der Archivleiter erstaunt alle meine diesbezüglichen Recherchen.

Es kommt aber noch etwas sehr Interessantes dazu. Steiners Schrift nämlich bezog sich ausschließlich auf einen einzigen landwirtschaftlichen Betrieb in Schlesien, den Hof Koberwitz, der Tiere hielt. Vermutlich wollte Steiner am Tag seines Vortrags auf diesem Hof, der schließlich zu der genannten Schrift wurde, seinen Vegetarismus nicht allzu dogmatisch unter die Leute bringen. Er versuchte vermutlich, wie wir heute sagen würden, seine Ideen unter den Tierhaltern anschlussfähig zu machen. Zudem war er zur Zeit des Vortrages nachweislich gesundheitlich angeschlagen. Steiner hatte am Goetheanum

11 Mio Tanklastzüge

Gülle pro Jahr in Deutschland

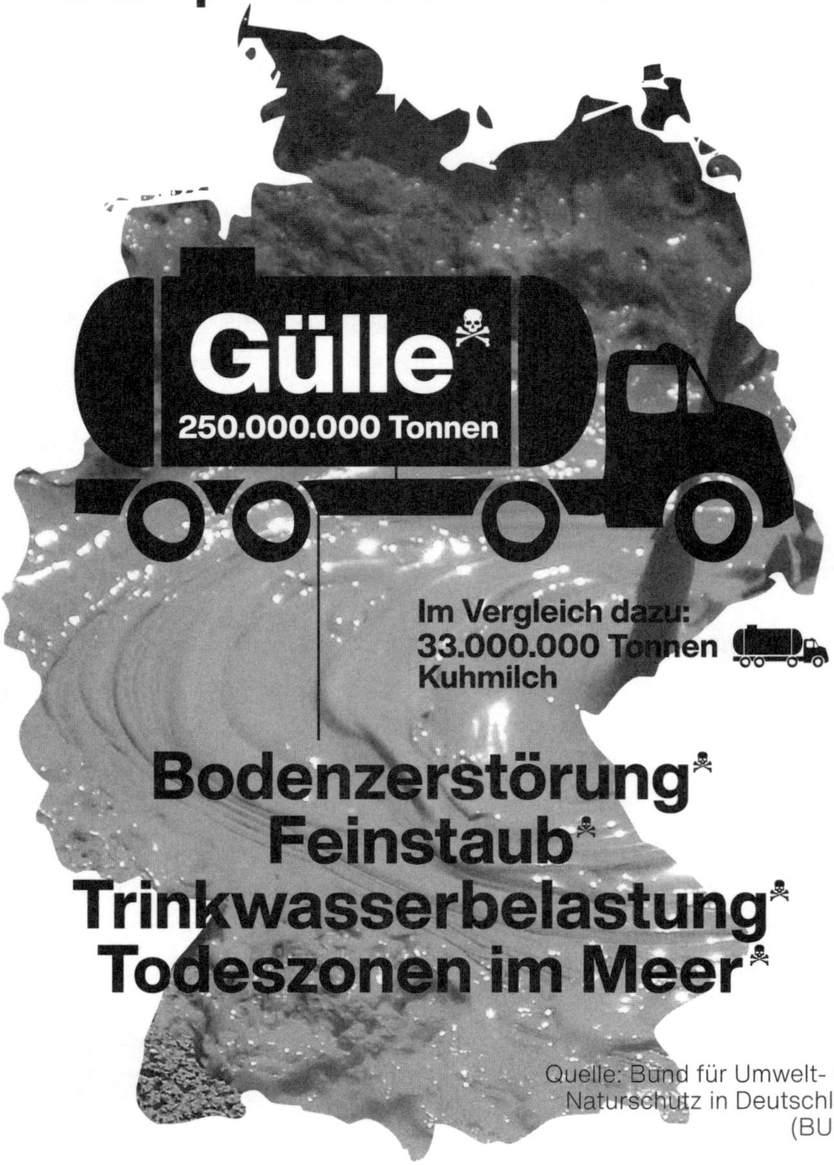

Quelle: Bund für Umwelt- und Naturschutz in Deutschland (BUND)

in Dornach auch mit veganen Anbauweisen experimentiert.[7] Zudem hatte er in vielen Vorträgen die rein pflanzliche Ernährung deutlich hervorgehoben. Das Abendmahl nannte er dabei interessanterweise sogar als das »Symbol für den Übergang von der tierischen zur pflanzlichen Ernährung«. Schon deshalb kann ja nicht stimmen, was manche Demeter-Leute aus Steiners Ideen entwickelten: ein Dogma für die Haltung beziehungsweise Ausbeutung von Tieren. Darüber diskutierte ich auch kritisch, aber konstruktiv mit einigen Demeter-Leuten und einer der Ausbilder, der selbst einen Hof bewirtschaftet, Martin von Mackensen, stimmt mir dabei zu, dass man Tiere nicht mehr töten solle.

Um die Sache hier nun abzukürzen, möchte ich einen Begriff nennen, den Steiner vermutlich selbst gebraucht hätte, um die Sache aufzuklären. Wenn sich Menschen geistig in ein Dogma verrennen, so nannte er dies manchmal »okkultes Gefängnis«. Aus diesem auszubrechen falle immer schwer, je mehr man sich mit ihm identifiziere. So erscheint es allerdings mit der Tierhaltung beziehungsweise Tierausbeutung nicht nur bei Demeter, sondern auch bei anderen biologischen Anbauverbänden. Was der Verbreitung der Bio-Anbauweise also deutlich im Weg steht, ist dieses Dogma der Tierhaltung. Ohne die Tierhaltung wäre eine biologische Landwirtschaft der ganzen Welt nicht nur utopisch und rechnerisch, sondern auch praktisch verwirklichungsfähig. Umgekehrt wird es schwer und vor allem unsicher.

Allerdings geht es ja nicht darum, eine mit einer anderen Anbauweise konkurrierende Anbauweise durchzusetzen. Es geht doch vielmehr darum, die Natur zu entlasten und möglichst gesunde, naturbelassene und unbelastete Lebensmittel für möglichst viele Menschen bereitzustellen. Vegan ist das in Bioqualität sogar für alle Menschen machbar. Und es kommt noch etwas ganz Entscheidendes dazu beziehungsweise etwas ganz Ausscheidendes. Die allerschlimmste Belastung der Böden und der Gewässer entstammt nämlich nicht den Pestiziden, sondern der Düngung durch Gülle. Gülle ist die Kombination aus Kot und Urin der gehaltenen (Aus-)Nutztiere. Dessen Auswirkung auf die globale ökologische Gesundheit unseres Planeten ist so fatal, dass wir sie sofort stoppen müssten. Verursacht wird sie von der konventionellen ebenso wie von der biologischen Landwirtschaft. Damit wir die Dimensionen ihrer Wahnsinnigkeit auch wirklich begreifen: Stellen Sie sich elf Millionen Tanklastzüge pro Jahr mit Gülle vor. Nur in Deutschland. Das ergibt 250 Millionen Tonne Gülle.[8] Das Ergebnis dieser Sauce aus Exkrementen sind Todeszonen in den Weltmeeren, Nitrat im Trinkwasser und Feinstaub. Wir kommen noch darauf zu sprechen. Aber man sieht doch schon hier, dass Denkgefängnisse enorm riskant sind. Sie gefährden in diesem Fall die Zukunft unseres Planeten. Es ist an der Zeit, die Verantwortlichen in der Biobranche in die Pflicht zu nehmen und aus den Denkgefängnissen mental auszuziehen. Denn sie bedrohen die Zukunft noch mehr als die Frage nach Chemie im Pflanzenanbau.

Doch ein Denkgefängnis kommt selten allein. Entfernt man das eine Brett vorm Kopf, folgt direkt das nächste. Wieder ein Dogma, das hartnäckiger nicht sein könnte. Pflanzen, so das Bio-Dogma, bräuchten Tierexkremente, um wachsen zu können. Allerdings ist das völlig falsch. Es stimmt schlichtweg nicht. Sonst wäre in Gewächshäusern alles tot. Neuere Untersuchungen deuten darauf hin, dass veganer Kompostdünger sogar besser als anderer Dünger abschneidet.[9] Damit wäre das Problem eigentlich gelöst. Aber die Tyrannei der Gewohnheit muss abgeschüttelt werden. Die Gedanken sind frei. Die gute Nachricht also: Wir können eine Landwirtschaft erschaffen, die allen berechtigten Interessen zugleich gerecht wird.

VI
… UND DIE KLIMAANLAGE

1 Regenwaldfresser

Die Gartenstühle aus Teakholz haben mit dem Abholzen des Amazonas so wenig zu tun wie Plastikstrohhalme mit der Lage im Meer

Wir Deutschen essen den Regenwald mit auf. Dafür haben wir sogar neben Hamburg und Bremen extra einen dritten großen Hafen aufgebaut, der den meisten von uns unbekannt ist. Er heißt Brake. Aber dazu kommen wir noch.

Jetzt müssen wir erst mal unsere Nase in die Mastmechanik stecken. Zwar kennen Sie vermutlich schon Filmaufnahmen aus Mastbetrieben. Oft werden sie mit versteckter Kamera von Tierschützer*innen aufgezeichnet. Manchmal strahlt sie das Fernsehen ausgerechnet zur besten Sendezeit aus. Gerade dann, wenn Millionen Konsumierende sich vielleicht eine Scheibe Putenfilet aufs Butterbrot gelegt haben und genüsslich da reinbeißen wollen. Oder der Hausherr (oder die Hausfrau) sich beim Büdchen um die Ecke soeben einen halben Hahn hat einpacken lassen. Das alles ist ja so lecker, dass wir, sobald die Bilder uns auf dem Bildschirm erreichen, lieber schnell wegzappen. »Ist wirklich schlimm«, mögen wir denken, »aber bitte nicht jetzt«.

Papier ist da geduldiger, Sie können das Buch natürlich ebenfalls zur Seite legen. Es sei denn, dass Sie im Kurzdurchlauf wenigstens schnell erfahren möchten, wie es technisch eigentlich funktioniert, dass ein Masthühnchen mit 40 Gramm Gewicht startet[1] und den Mastbetrieb mit einem sensationellen Gewicht von 2,5 Kilogramm nach einem futterbedingten »Muskelaufbautraining« nur sieben Wochen später Richtung Schlachthaus auch schon wieder verlässt.[2] Es kann dann kaum mehr stehen, ein paar Gramm mehr würde es bereits nach vorn fallen lassen. Sein Schnabel konnte gar nicht so schnell mitwachsen und auch die Knochen können das Schlachtgewicht kaum mehr tragen.

Stellen Sie sich vor, Ihr eigenes Kind würde bei der Geburt 3500 Gramm wiegen und zur Einschulung 210 Kilogramm auf die Waage bringen. Es hätte ein Gewicht und damit einen Körperumfang erreicht, der im Schulbus zwei oder drei Plätze gleichzeitig einnähme. Das ist zwar schrecklich, aber die Dimensionen entsprechen denen eines Masthühnchens. Keine Angst, das Gruselprogramm habe ich damit schon abgespult, Sie brauchen nicht wegzuzappen.

Wie kommt dieses extreme Wachstum zustande? Durch einen Meisternährstoff, der es in sich hat. Einen Stoff, den Sie als Eiweiß oder Protein kennen. Genauer gesagt: rein pflanzliches, veganes Protein. Absurd, dass noch heute testosterongesteuerte junge Männer massenweise glauben, dass ihnen Hühnerfleisch, Schweinefleisch oder Rindersteaks besonders gut dabei helfen sollen, Muskelmasse aufzubauen. Kameraden, da habt ihr aber im Unterricht entweder geschlafen oder eure Lehrkraft wusste es selbst nicht besser. Ratet mal, wie das Masthühnchen in nur sieben Wochen so viel Kraft auf die Hüften bekommt, dass es, wenn es dann nicht schnell zum Schlachten gefahren wird, vor lauter Kraft umkippt? Wie können Elefanten und Nashörner so stark werden? Die werden nicht so groß und kräftig, weil sie Löwenfleisch essen, sondern Pflanzenprotein. Absurderweise verbrauchen zeitgemäße Fleischkonsumenten aber eben dann nicht nur das Protein, das das Tier durch Pflanzenfutter, vor allem eben pflanzliches Eiweiß aufbaut. Als Nichtveganer*in verbrauchen sie das Protein doppelt. Bei Masthühnchen werden pro Kilo Fleisch zunächst 1,4 Kilo pflanzliches Protein benötigt. Höre ich da das Wort Verschwendung? Dann haben Sie in der Tat sehr gut aufgepasst. Denn das ist es wirklich.

2 Eiweißlücke

Die ganze Welt, Deutschland und Europa inklusive machen den Regenwald zu ihrem Lückenfüller und zerstören ihn auf Raten

Zur Erinnerung: Wir essen ihn mit auf, den Regenwald. Mit »dem« Regenwald meine ich den Amazonas. Der heißt vermutlich auch so, weil Europäer*innen ab dem 16. Jahrhundert in dem riesigen Urwaldgebiet Amazonen und Monster vermuteten – munkelt man zumindest.[1] Heute entpuppen nicht nur wir Europäer*innen uns gegenüber dem Amazonas selbst als gefräßiges Monster. Deutschland bedient sich kräftig an der Zerstörung dieses Paradieses durch seinen Bedarf an pflanzlichem Protein. Aber das liegt gerade nicht an den Veganer*innen. Deren Soja kommt zumeist aus europäischen Anbaugebieten. Gentechnisch veränderte Sojasorten sind hierzulande für den menschlichen Verzehr gar nicht zugelassen. Die landen vielmehr als Mastfutter genau dort, wo man aus 40 Gramm in sieben Wochen 2,5 Kilogramm »macht« und so bemitleidenswerte, armselige zu verspeisende Vogelmonster erzwingt.[2] Alleine von diesen Masthühnchen produzieren die Deutschen im Jahr unvorstellbare 600 Millionen Stück.[3] Für diese Menge Monsterhähnchen braucht man viel Eiweiß. Unsere eigene Landwirtschaft ist schon seit Jahrzehnten nicht dazu in der Lage, die nötigen Eiweißmengen an Futterpflanzen selbst anzubauen und zu ernten.[4] In der Fachsprache nennt sich dieser Umstand Eiweißlücke. Woher nehmen, wenn nicht stehlen? Sie haben das längst schon mitbekommen, nicht wahr? Unsere Beschaffungsamazonen karren jedes Jahr eine Menge gentechnisch manipulierter Sojabohnen nach Deutschland, die ziemlich viel Anbaufläche benötigt. Wie viel, verrate ich Ihnen gleich. Bedenken Sie aber, dass die Flächenangabe nur für ein einziges Jahr reicht und dass wir uns schon seit den 1970ern bedienen. Und auch, dass Sie sich die genannte Fläche bitte nicht so vorstellen, als würden Sie sie selbst besuchen. Ich rede nämlich von Schleswig-Holstein. Aber eben ganz ohne Städte, Dörfer, Flüsse, Straßen und Zivilisation dazwischen. Sie müssen sich die Fläche schon so vorstellen, als sei auf ihr ausschließlich und lückenlos Soja angebaut.

Wenn Sie diese Information verdaut haben, verstehen Sie auch, wie es sein kann, dass in Brasilien und anderswo das Abfackeln der letzten Regenwaldflächen unentwegt weitergeht. Die Welt hat doch Hunger! Auf Fleisch, Käse, Milch und Eier, das ganze nicht-vegane Zeug. Für alles müssen unsere traurigen Mastmonster gefüttert und eben auch gemästet werden. Der Futteranbau braucht sehr viel Platz und den findet man in Lateinamerika zur Genüge. Die deutsche Eiweißlücke verschlingt pro Jahr 4,2 Millionen Tonnen Sojabohnen, die nach Deutschland eingeführt werden. Ein kleiner Teil davon kommt aus den USA, der größte Teil aus Brasilien. Das entspricht einem Flächenverbrauch von 1,8 Millionen Hektar Land,[5] das entspricht, wie erwähnt, ungefähr der Fläche Schleswig-Holsteins. Ganz Europa benötigt insgesamt 24 Millionen Tonnen Soja. Mittlerweile haben unsere asiatischen Tischnachbarn aufgeholt. Allein China hat einen Bedarf von 100 Millionen Tonnen Soja pro Jahr.[6] So wird also der Amazonas zum großen Lückenfüller der globalen nicht-veganen Essstörung. Wenn Sie mich fragen: ein Verbrechen sondergleichen. Der Schutz des Regenwaldes müsste schon aus Klimaschutzgründen von allererstem Rang sein. Früher nannte man den Amazonas auch die Lunge der Welt. Bleibt man bei diesem Bild, räuchern wir sie aus. Während wir das Zigaretten-Rauchen in den Cafés so vieler Regionen der Welt untersagt haben, um Menschen vor Lungenkrebs zu bewahren, legen wir ohne jegliche Gegenmaßnahme Hand an die Lunge der Welt. Verzeihen Sie mir, aber das ist wie eine Amputation dieses globalen Organs auf Raten. Nun verbessern aber einige Wissenschaftler*innen die Definition der Funktion des Amazonas und ersetzen den Begriff der Lunge durch einen anderen. Der Amazonas und alle anderen Regenwälder sind so vielmehr die Klimaanlage unseres Planeten. Wir sind durch unseren globalen nicht-veganen Appetit gerade dabei, unsere Klimaanlage auf lange Zeit hin zu zerstören. Konkret wird durch das Verbrennen immer größerer Flächen Regenwalds sehr viel CO_2 freigesetzt, das den Treibhauseffekt anheizt. Vor allem der Amazonas hat aber auch die Funktion, CO_2 aus der Luft zu binden. Je mehr der Amazonas dahinschwindet, umso weniger kann die Klimaanlage ihrer Aufgabe gerecht werden. Ob Lunge oder Klimaanlage: Im übertragenen Sinne schnüren wir unserem Planeten die Luft ab. Und das für Lebensmittel, die wir doch längst durch gut schmeckende und überwiegend sogar ähnlich aussehende vegane Alternativen ersetzen können. Worauf warten unsere Politiker*innen eigentlich noch? Wo bleiben die Umwelt- und Klimaschützer*innen?

3 Bolsonaro oder Bolognese

Sündenböcke können auch mitschuldig sein.
Aber manche werden auch dafür genutzt, um vom
Wesentlichen besser ablenken zu können

Brasiliens Präsident, Jair Bolsonaro, ist der perfekte Sündenbock. Er gilt als eine Art lateinamerikanischer Donald Trump. Er wurde scharf angegriffen. Denn er sei untätig gegen die Brände im Amazonas-Becken. »Ausgebrochen« seien sie. Bolsonaro unternehme dagegen zu wenig. Doch Leute vor Ort bezweifeln, dass die Brände nur einfach so ausbrachen. Sie gehen vielmehr davon aus, dass viele Feuer gezielt gelegt wurden, um den Wald und indigene Einwohner*innen zu vertreiben und so Platz für den Anbau von Gen-Soja zu geschaffen. Bolsonaro sei eng verbunden mit der brasilianischen Agrarlobby, berichten Medien.

Ist das nicht etwas stark verkürzt? Und ob. Die Tragödie der Amazonas-Zerstörung kann man besser verstehen, wenn man in ihre Ab- und Hintergründe eintaucht: Die Wälder in Brasilien brennen nicht erst seit Bolsonaros Amtszeit. Natürlich ist dieser Präsident Teil der Regenwaldzerstörung. Aber die läuft schon lange auf Hochtouren. Der Regenwald wird seit den 1970er-Jahren stückweise abgefackelt – für Bolognese, Schnitzel, Käse und Butter. Damit man all das in Europa, den USA und mittlerweile auch in China massenhaft verzehren kann. Wir selbst, liebe Leserinnen und Leser – und das ist sehr wichtig! –, fressen den Regenwald zu Tode!

Deshalb sind auch die Äußerungen des französischen Präsidenten Emmanuel Macron gegen den Populisten Bolsonaro selbst populistisch. Macron macht auf Umwelt- und Klimaschützer, vertritt aber auch selbst eine Nation und einen Kontinent, der durch seinen eigenen gestiegenen Fleisch- und Käsekonsum seit den 1970er-Jahren die Ursache Nummer eins der permanenten Brandrodung im Amazonas ist. Manche Medienberichte in Deutschland und den USA sind unscharf, wenn Bolsonaro als alleiniger Lobbyvertreter der Landwirte dargestellt wird. Die Bäuer*innen haben doch in ihrem eigenen Land schon lange nichts mehr zu sagen. Sie taugen gerade noch als billige Arbeitssklaven ganz anderer Spieler. Mächtig und einflussreich sind sie und darunter fallen zuerst die großen Agrokonzerne wie Dupont, Bayer oder Syngenta auf. Dupont ist ein amerikanischer Konzern, Syngenta (ursprünglich aus der Schweiz) ist mittlerweile fest in der

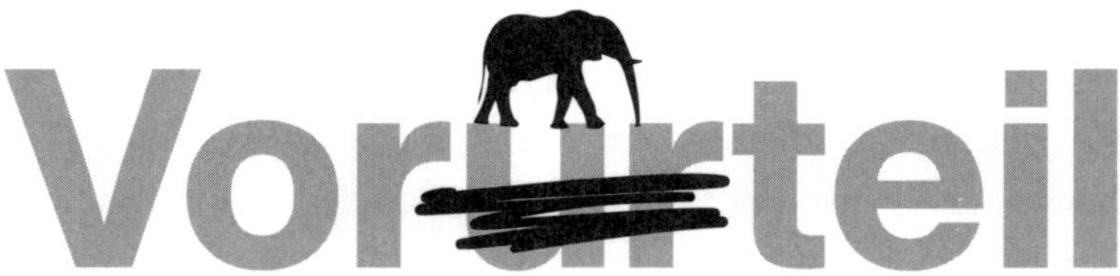

Vorurteil:

Veganer*innen zerstören durch ihren Sojakonsum den Regenwald.

Vorteil:

Tatsächlich sind Nicht-Veganer*innen der Hauptgrund für die Regenwaldvernichtung. Ca. 98 Prozent der Sojaernte gehen als Futtermittel in die Ställe der Tierhaltung. Und klarer Vorteil der veganen Ernährung: Sie ist der beste Schutz auch für den Amazonas. Es gibt übrigens auch Veganer*innen, die gar kein Soja essen.

Hand Chinas. Bayer hat zwar einen deutschen Namen, in den Worten des deutschen Fondsexperten Christoph Bruns sieht die Wirklichkeit aber etwas anders aus:

»Was Bayer angeht, so sollte man zunächst zur Kenntnis nehmen, dass dieses Unternehmen, wie die meisten börsengehandelten Großunternehmen Deutschlands, überwiegend amerikanische Eigentümer hat. Man hört es möglicherweise in der Bundesrepublik nicht gerne, aber die einheimische Bevölkerung ist über Aktienfonds und Direktanlagen in aller Regel nur gering an den Aushängeschildern der deutschen Wirtschaft beteiligt«, erklärt er der Zeitschrift *Capital* und ergänzt zugleich: »Nach der Übernahme von Monsanto durch Bayer wird das neue Unternehmen noch amerikanischer sein, als es heute bereits der Fall ist. Bei Monsanto ist das Aktionariat mit 85 Prozent fast zur Gänze amerikanisch, sodass die neue Bayer de facto ein Weltunternehmen dominiert von US-Eigentümern und mit einstweilen deutschem Hauptsitz sein wird.«[1]

Das auf den niedergebrannten Regenwaldflächen angebaute Soja entsteht mittlerweile zu 94 bis 96 Prozent aus gentechnisch verändertem GMO-Saatgut.[2] Die genannten Agrokonzerne vertreiben es und sind zugleich Weltmarkt beherrschende Chemiegroßkonzerne. Sie machen hier doppelt und dreifach Kasse: erstens durch den Absatz des GMO-Saatguts, zweitens durch den Einsatz von Pflanzenschutzmitteln, ohne die das GMO-Saatgut gar nicht erst wächst, und drittens durch den Verkauf der Futtermittel an Europa, die USA und China. Um Bäuer*innen und deren Interessen geht es in Wirklichkeit schon seit Jahrzehnten nicht mehr. Die Landarbeitenden werden ausgebeutet, sodass sie neben den Böden direkte Opfer der Pestizidbehandlung sind. Weil wir in Europa, Amerika und in China so gern und so viel Wurst und Käse konsumieren, steigen die Profite der Chemie- und Pharmaindustrie seit Jahrzehnten.

Aber wem gehören solche Konzerne? An Bayer ist zum Beispiel der US-amerikanische Finanzkonzern BlackRock beteiligt, der – passend zum Namen – als Schattenbank gilt. Wer steckt wiederum hinter

BlackRock? Vor allem Großbanken. Die Eidgenössische Technische Hochschule in Zürich schlussfolgerte in einer Untersuchung über die Frage, wer wirklich Einfluss auf der Welt hat: 147 Konzerne dominieren vordergründig die Weltwirtschaft. Davon gehören allerdings zwei Drittel zur Finanzbranche. Und ganze 35 von ihnen bestimmen 35 Prozent der Weltwirtschaft! Die Forscher*innen an der ETH waren selbst erschrocken über so viel Machtzusammenballung. Banken geben dabei den Ton an. Am mächtigsten sei dabei Barclays Bank aus Großbritannien. Alle Konzerne seien zudem eng verflochten. Jeder scheint Anteile von jedem zu haben. BlackRock ist allein mit sieben Prozent der größte Aktionär bei Bayer.[3] Mit einem solchen Anteil kann man Entscheidungen durchsetzen. Oder sie verhindern.

Mit einem wahren Verantwortungsbewusstsein gegenüber dem Regenwald ist es in diesen Kreisen bisher nicht weit her. Ganz im Gegenteil: Sie kontrollieren die Chemie- und Saatgutgiganten mit purer Ausrichtung auf Gewinn und Wachstum. Welches brutale Ausmaß deren Geschäftsgebaren hat, zeigt ein Blick auf ihr wirtschaftliches Angebot, erläutert Alan Tygel. Er ist der Koordinator der brasilianischen Kampagne gegen Agrargifte. Sage und schreibe 110 verschiedene Pestizide verkauft allein Bayer in Brasilien. Darin seien »sogar zwölf Wirkstoffe enthalten, die in der Europäischen Union verboten sind«. Tygel ist zu Recht empört und verzweifelt. Er sagt, dass es »unverantwortlich« sei, dass »Ackergifte, die in der EU verboten sind, in Brasilien weiter versprüht werden. Unsere Körper unterscheiden sich nicht von denen in Europa.«[4] Da beißt man aber auf schwarzen Granit. Wen interessiert das schon? Alles egal? Genauso wie beim Kobalt in den Batterien der E-Mobilität, gewonnen aus dreckigen Kinderarbeitsminen wie einer der schlimmsten in Kenia. An ihr hält wiederum BlackRock einen fetten Anteil.

Die geballte und eng verzahnte Finanzmacht hat so großen Einfluss, dass sie zugleich von den zerstörerischen Geschäften brutal profitiert und zur selben Zeit auch die politische Umweltbewegung und sogar die UNO finanziell und teilweise auch personell von sich abhängig macht. Wie das? Sie sponsert fast alles. Ohne sie geht nichts mehr. Andererseits versucht immerhin BlackRock-Chef und -Gründer Larry Fink, sich mit seinem Mega-Konzern nun auch selbst an die Spitze der Nachhaltigkeitsbewegung zu stellen.[5] Das lässt hoffen.

Doch die Probleme reichen bis auf unsere Esstische: Indirekt landet seit Jahrzehnten Raubbau auf den Tellern europäischer Konsument*innen, ohne dass dafür auch nur annähernd ein schlechtes Gewissen vorherrscht. Oder besser ausgedrückt: Jeder Ansatz zu einem Bewusstsein wird weggedrückt. Auch in der Kantine des Bundestages und des Europäischen Parlaments in Brüssel wird schamlos Fleisch, Käse und Butter serviert, dessen Tiere mit Soja aus niedergebrannten Amazonasflächen gefüttert und gemästet wurden. In der Kantine des UNO-Hauptquartiers in New York City sieht es nicht besser aus.

Aber was hilft das alles, wenn ansonsten vieles weiter geht wie immer? Susanne Götze schrieb im *Spiegel* ziemlich deutlich: »Die Uno bittet große Unternehmen um Mithilfe beim Klimaschutz. Zum Uno-Gipfel in New York sind Vorstandschefs multinationaler Konzerne eingeladen. Wie viel Greenwashing steckt dahinter?« Man erfährt, dass neben Großkonzernen, die ihr Geld mit fossilen Energieträgern verdienen, »auch 34 Bankchefs […] eingeladen [sind] und […] von Uno-Generalsekretär António Guterres persönlich in Empfang genommen [werden]«.[6] Man schüttelt sich, wenn man erfährt, dass nach dem Pariser Klimaabkommen »sogar mehr Kredite in Kohle, Öl- und Gasprojekte« geflossen seien. Wird eher Theater gespielt, als Politik wirklich zu ändern? Oder müssen wir das mit Shakespeare erklären? »Die ganze Welt ist eine Bühne.«

Es liegt nicht daran, dass es ihnen niemand gesagt hätte. Es gibt diverse, sehr große Interessenskonflikte. Ein paar einflussreiche Weltlenker*innen verdienen damit nicht nur einfach ihr Geld, man hat auf diese Verbrechen gegen die Natur, die Tiere und die Menschen ein ganzes System aufgebaut. Ich meine nicht die Marktwirtschaft, die mit ihrem Monopoly schon sehr ausgehöhlt ist. Zu viel Superpower zerstört bisher den Regenwald. Und zu viele folgen ihr blind und halten schlimmer noch als Hofschranzen die Klappe. Auch in Medien, Parteien, Verbänden. Um den ab und zu kritischen Fragesteller*innen ein paar Scheinantworten zu präsentieren, sucht man Scheinschuldige. Bolsonaro ist so einer. Bei Trump hatte man den Eindruck, er sei dafür die Idealbesetzung. Keine harmlosen Typen, aber nicht die wichtigsten Adressen. Das ist die Rollenverteilung im Welttheater.

Bolsonaro? Oder vielmehr Bolognese, Butter, Bayer, Banken. So brennt es seit Jahrzehnten im Amazonas und anderswo. Und vergessen wir nicht: Letztlich essen fast alle Menschen die daraus entstandenen Produkte und tragen dadurch eine Mitschuld. Die, die seit Jahrzehnten davon profitieren, sind in der Regel nicht gewählt. Sie haben jetzt umso mehr Verantwortung. Wer Macht geerbt hat, erbt auch die Pflicht, Fehler zu korrigieren. Eingeständnisse und Kursänderungen sind nötig. Und genau das ist auch schon zu beobachten.[7] Wir wissen aber nicht, ob das schon reicht. Und noch weniger, ob wir uns darauf verlassen können.

Stattdessen feiern die Sprösslinge der Oligarchen (die es nicht nur in Russland gibt) weiterhin riesige Partys, zwischendurch veranstalten sie freilich große »Klimaschutz«-Treffen wie im Sommer 2019 auf Sizilien. Dutzende, vielleicht mehr private Jets flogen dorthin. »Wie Promis wie Prinz Harry, Leonardo DiCaprio und Obama die Welt retten wollen – und bei der Anreise schon scheitern«, titelte *jetzt*, das Onlinemagazin der *Süddeutschen Zeitung*.[8] Ich möchte gar nicht wissen, was oder vielmehr wer dort alles auf dem Barbecue landete.

Präsident Macron, der für die einflussreiche Rothschild Bank arbeitete,[9] weiß natürlich selbst sehr gut, dass der von ihm so scharf angegriffene Bolsonaro in Wirklichkeit ein Diener größerer Interessen ist. Auch bei den Klimaschutzkonferenzen der letzten Jahrzehnte wurde und wird noch immer genau das Essen serviert, für das der Regenwald, die Lunge der Welt, eingeräuchert und vermindert wird. Wiederaufforstung ist nach der Chemisierung durch Pestizide kaum möglich. Der massive Sojaanbau führt zu Bodenerosion. Ehemalige Wälder verwüsten.

Man müsste Aufkleber machen, auf denen steht: »Für dieses Essen kam der Amazonas nicht nur ins Schwitzen, er brannte dafür lichterloh … Aber das ist Ihnen ja wohl weiterhin egal, oder etwa nicht?«

Stattdessen nehmen auch mal Sprösslinge von Bank-Dynastien selbst an den Klimaschutzkonferenzen teil, werben für »Change« und »Nachhaltigkeit«. David Mayer de Rothschild präsentierte sich zum Beispiel mit einem entzückenden Boot aus Hunderten Plastikflaschen,[10] fuhr damit über den Ozean, es brach auseinander, er setzte die Reise fort, denn er wollte auf den Müll im Meer aufmerksam machen. Zehn Jahre vor Greta Thunberg war das. Es war der Prototyp für Gretas PR-Segeltörn nach Manhattan. David aber gilt seitdem, so Wikipedia, als »Abenteurer, Umweltschützer«[11] und bei der UNO gar als »Champion der jungen Generation«.[12] Von Bloomberg TV wurde er einmal beim Klimagipfel in Kopenhagen interviewt. Die Zeit der Reden sei jetzt vorbei: »Es ist über den Punkt des Redens hinaus. Wir wissen aus der Vergangenheit, dass es sehr schwer ist, die Global-Governance-Agenda zu diesen Themen […] mit all den besten Absichten, tatsächlich zu aktivieren.«[13] Auch das ist zehn Jahre her. Dank Greta und der mit der Finanzindustrie eng vernetzten PR-Netzwerke läuft es jetzt endlich wirklich mal richtig einheitlich. Die Menschen sind nun mobilisiert. Aber auch schon für das, worauf es wirklich ankommt? Vor allem auch für das vegane Thema und für den nötigen inneren Klimawandel?

In Scheindebatten der noch weiter fleisch- und käsekonsumierenden Bevölkerungsmasse und ihrer Talkshow-Kultur hören und lesen wir weiter zuhauf Kommentare wie: »Veganer essen viel Soja und sind verantwortlich für die Regenwaldbrände.« Diese Kommentare findet man zigfach und sie könnten ignoranter nicht sein. Sie sind nämlich schlichtweg falsch, weil GMO-Soja in Europa zum menschlichen Verzehr gar nicht zugelassen ist und das von Veganer*innen verzehrte Soja überhaupt nichts mit dem Regenwald zu tun hat. Das wenige erzeugte Nicht-GMO-Soja ist in weiten Teilen mit GMO-Spuren kontaminiert.

Die wirklich großen politischen Zusammenhänge aber werden bislang nur selten gestreift. Und so regte sich in weiten Teilen der Umweltbewegung, der UNO, den Medien und der Politik lange niemand wirklich darüber auf, als das brasilianische Landwirtschaftsministerium ganz offen plante, das Niederbrennen des Regenwaldes nicht mit Sparflamme fortzusetzen: Die Exporte von Soja nach Europa, China und die USA sollen bis 2028 sogar noch um 38 Prozent steigen.[14] Zur Freude derer, die was davon haben. Zum Leid aller anderen.

Und Europa? Deutschland? Ohne sojabasierte Futtermittel wäre Europa gar nicht dazu in der Lage, seinen Hunger nach Fleisch, Käse, Butter und Co. zu stillen. Über die Eiweißlücke sprachen wir bereits im vorigen Kapitel. Sie wird durch das importierte Soja aus dem Regenwald gestopft. Ein Vorgang von weltzerstörendem Ausmaß, der seit einem halben Jahrhundert einfach deshalb hingenommen wird, weil man Angst hat, die dafür verantwortlich zu machen, die es sind. Keiner hat den Mut, sie dafür wirklich offen zu kritisieren. Es wird gekuscht, weil niemand Nachteile möchte. Doch damit muss Schluss sein.

Auch UNO, Umweltverbände und Klimaschützer*innen reden am eigentlichen Thema vorbei, wenn sie die Ursache für die Regenwaldzerstörung weiterhin ignorieren. Oder es aus Rücksicht auf Spender*innen so beschreiben, dass weiterhin nichts wirklich Bedeutendes passiert. Manche Akteur*innen unter ihnen wollen vermutlich auch selbst weiter Fleisch und Käse essen. Eine Erklärung für das Versagen der Politik ist das persönliche Verhalten allerdings nicht. Politiker*innen fahren bei ihren Sitzungen auch mit dicksten Verbrennern vor und wollen E-Autos durchsetzen. Die Verstrickung finanziell einflussreicher privater Stiftungen in den Erdöl-, Pharma- und Chemiebereichen könnte schon eher eine Erklärung sein. Deren Rolle kommt noch dazu. Sie treten als Wohltäter*innen der Menschheit auf, verfolgen dabei aber durchaus auch die eigenen Interessen ihrer Stifter*innen. Mal direkt, mal indirekt. So fördert die Rockefeller-Stiftung viele gute Dinge, ist aber auch die Organisation, die ganz

Afrika gerade zum neuen Abnehmer für GMO-Saaten und Pestizide anpusht. Dazu später mehr.

Man kann eigentlich gar nicht von Klimaschutz und Umweltschutz sprechen, wenn man die Hauptursachen von CO_2-Ausstoß und Umweltverschmutzung nicht erwähnt oder wie seit Jahrzehnten üblich kleinredet beziehungsweise nur am Rande abhandelt. Man gewinnt mittlerweile sogar schon den Eindruck, als spreche man abstrakt von Klima- und von Umweltschutz, um die eigentlichen Ursachen und Probleme weiterhin dahinter ausklammern zu können. »Die Umwelt« und insbesondere »der Regenwald« lassen sich aber nur durch ehrliche und handfeste Maßnahmen schützen. Nicht durch bunte Bilder und Bäumchenpflanzen, nicht durch Spendensammlungen und Parolen skandierende Kinder und Jugendliche, die selbst gern Käsestulle und Schinkenbrot kauen und in die TV-Kameras die Botschaft rufen, dass man ihnen die Zukunft klaue.

Wer den Regenwald wirklich retten will, muss Gen-Sojafutterimporte nach Europa stoppen. Man muss den Chinesen klarmachen, dass sie unseren Konsum nicht kopieren sollten. Glaubwürdig ist das aber nur dann, wenn wir selbst mit dem nicht-veganen Konsum aufhören und ihn pflanzlich wandeln. Allein durch den Stopp der Importe würde das Interesse schwinden, weitere riesige Flächen des Regenwaldes für den Anbau von Futtermitteln in Brand zu stecken. Dafür brauchen wir aber ehrliche Politiker*innen, demütige Financiers, umdenkende Chemie- und Pharmakonzern-Lenker*innen und Bankerb*innen, die in sich gehen. Und die vielfach zitierte offene Gesellschaft. Die aber vor allem offen darin sein müsste, Verbrechen nicht zu tarnen und Täter*innen zu schützen. Werden beim Klima-Narrativ die echten veganen weiter ausgeklammert? Während man in New York City beim Klimagipfel wieder Fleisch und Käse genießt, herrscht weiter südlich nicht nur in Brasilien heiße Luft und verkokelt die Lunge der Welt.

Nur der millionenfache Umstieg auf eine vegane Ernährung ist eine echte Chance. Millionen Menschen gingen zunächst aber lieber auf die Straße, um indirekt Werbung zu machen für Elektromobilität, gegen Flugzeuge und gegen Kreuzfahrten, weil sie die wahren Zusammenhänge nicht einmal erahnen. Einflüsse, die im Gegensatz zur Massentierhaltung ja fast ein Witz sind. Zugegeben sind sie wichtig. Aber genau genommen wiegt die Frage vegan oder nicht vegan nachweislich schwerer.

Wie zynisch und unehrlich auch manche Umweltverbände seit Langem mitspielen, zeigt die Erinnerung an die Gartenstuhlhysterie. Erinnern Sie sich noch? Noch heute weigern sich manche Filet- und Steak-grillende Umweltschützer*innen fast hysterisch, auf einem Stuhl Platz zu nehmen, der kein FSC-Logo hat oder aus Teakholz gemacht ist, weil sie unwissend oder ignorant noch immer meinen, dass der Regenwald wegen dieses Stuhls und weiterer Wohlstandsmöbel verschwinde. Das ist so unglaubwürdig, wie mit einer nicht-veganen Käse- oder Wurststulle zur Fridays-Demo zu gehen.

4 Das Tor zum Weltverbrechen

Eine Minireportage, von der man glauben möchte, sie sei frei erfunden. Hier nun die Geschichte über den »krummen Hund«

Jedes Schulkind kennt den Hamburger Hafen. Das Tor zur Welt macht ihn auch heute noch zum Stolz der Hanseaten. Doch von Brake haben die allermeisten von uns vermutlich noch nie etwas gehört. Dabei liegt das Dorf an der Unterweser gar nicht so weit von Hamburg entfernt. Die Luftlinie beträgt nur knapp über hundert Kilometer. Westlich von Hamburg, südlich von Bremerhaven, der Nummer zwei der deutschen Häfen. Auch hier, gut gelegen in der Nähe des deutschen Schweinegürtels, gibt es einen Hafen mit modernsten Anlagen. Brake ist Deutschlands größter Importhafen für Getreide und Futtermittel[15] und damit das Tor zum Weltverbrechen. Von hier aus wird das gefräßige Maul der deutschen Massentierhaltung und die Eiweißlücke der deutschen Landwirtschaft gestopft.

Es ist ein nieseliger grauer Tag und ich mache mir mein eigenes Bild. Es ist kein Zufall, dass ich schon nach meiner Ankunft sofort der Löschung einer besonderen Fracht beiwohnen kann. Würde man die Hauptfunktion des Hafens abschaffen, die Löschung von Tierfutter aus Übersee, würde man deutlich dazu beitragen, einen Weltenbrand zu löschen. Das Schiff ist mindestens hundert Meter breit. Die Förderkräne des Braker Spezialhafens mindestens vierzig Meter hoch. Das Schiff ist prall gefüllt mit Soja aus dem Regenwald. Komplett gentechnisch manipuliert. Ausschließlich bestimmt zur direkten

Weiterverteilung an Deutschlands Schweinegürtel, von dem auch die höchste Feinstaubbelastung überhaupt ausgeht, und die größten Hühnerfabriken. Der Hafen ist ein nur wenig bekanntes Wunderwerk der Ingenieurskunst. Die Spezialanlage für Soja und Getreide schafft 800 Tonnen pro Stunde. Bei zwölf Stunden pro Tag entspricht das einer Kapazität von 3,5 Millionen Tonnen pro Jahr. Die EU importiert fast genau zehn Mal so viel. Aber Deutschland beteiligt sich mit seiner Tierhaltung und seinem niedersächsischen Hafen hier direkt an der Rodung der Regenwälder. Was für eine gigantische Heuchelei, wenn man an die Klimadebatte denkt. Medien schüren wenige Kilometer weiter nördlich Angst vor dem steigenden Meerespiegel und warnen vor Überschwemmungen. Von links oder aus der Mitte geführte Landesregierungen unterstützen mit Recht Maßnahmen zum Klimaschutz. In den Schulklassen von Bremen, Oldenburg und auch in Brake wird gesagt, man müsse jetzt auf Elektromobilität setzen und dürfe nicht mehr in den Urlaub fliegen. Die Lehrer*innen vermitteln das und das Land Niedersachsen entlohnt sie dafür, Unterrichtsmaterial inklusive. Und das gleiche Bundesland betreibt hier den Hafen, der die Lunge der Welt kräftig mit ausräuchert.

Mehrere Städte und Gemeinden dieses Bundeslandes haben vollmundig den Klimanotstand ausgerufen. Doch von dem kleinen Ort Brake und seinem Megahafen wird der Notstand Stunde um Stunde befeuert, ohne dass auch nur jemand davon Notiz nehmen würde. Von Luisa und Greta keine Spur. Und falls hier mal ein paar Umweltschützer*innen ein Zeichen des Protestes setzen: Das geht unter im Regionalprogramm, wo viele Zuschauer von Arbeitsplätzen abhängig sind, die in enger abhängiger Verbindung zur Tierhaltung stehen. Hier in Brake geht die Heuchelei vor Anker.

VII
DER DUFT DER WEITEN WELT

1. Wie man aus Sch... Geld machte, macht und damit die Welt zerstört

Genie und Wahnsinn liegen bekanntlich nicht weit voneinander entfernt. Wie Krieg und Frieden

Mit Scheiße Geld zu verdienen, machte Alexander von Humboldt möglich. Kein Witz! 1802 packte er von seinen ausgedehnten Forschungsreisen nach Südamerika ausreichend Proben Tierkot in seine Koffer. Zurück in Berlin, beeilte er sich damit, sie ins Labor nach Paris zu schicken. Der Stoff stinkt nicht nur zum Himmel, er kommt tatsächlich aus der Luft – sofern seine Quelle keine Pinguine sind. Die Rede ist von Guano. Er besteht aus Kot und Urin in Verbindung mit Kalkstein. Pinguine, Kormorane und auch Fledermäuse machen ihre großen und kleinen Geschäfte auf den kalkhaltigen Felsen der Küsten.[1]

Das Analyseergebnis übertraf Humboldts Erwartungen. Guano wurde bald in rauen Mengen nach Europa eingeschifft. Am deutschen Tor zur Welt, Hamburg, kümmerte sich Heinrich Ohlendorff mit seiner Firma um den Import. 50 Jahre später waren schon zwei Prozent aller in Hamburg eintreffenden Güter Guano. Im hanseatischen Volksmund hieß Ohlendorff daher bald tatsächlich auch noch »Schietbaron«. Schiet ist norddeutsch für Sch...[2]

Ohlendorf und sein Bruder standen in direktem Kontakt zu Otto von Bismarck, dem Gründer des deutschen Kaiserreiches und dessen wichtigstem Reichskanzler von der Reichsgründung 1871 bis 1890. Bismarck sorgte dafür, dass die Brüder Ohlendorf bald zu Freiherren ernannt wurden.[3]

Was mit jährlich etwa 150 vollen Schiffsladungen Vogelkot begann, entwickelte sich noch ein paar Jahre später zur Massenproduktion von Dünger und Sprengstoff – zwei Grundvoraussetzungen für die folgenden Weltkriege. Wie Spengler es beschrieb: »Ausdehnung ist alles.« Denn dass die Schietbarone echte preußische Freiherrn wurden und den vom preußischen König und deutschen Kaiser verliehenen Titel vererben konnten, hängt auch damit zusammen, dass Guano einiges kann. Es stinkt, knallt und düngt. Denn es enthält Salpeter, aus dem man Ammoniak gewinnen kann. Das wiederum braucht man, um Sprengstoff herzustellen. Davon brauchten Preußen und Deutschland jede Menge. Der deutsch-französische Krieg (1870 bis 1871) ging auch deshalb zu Deutschlands Gunsten aus, weil die Schietbarone der Armee dabei halfen, genug Sprengstoff herstellen zu können. Mit Hilfe von Guano schießen der Sprengstoff aus den Kanonen und die Pflanzen in die Höhe. Wie das? Die Kotmischung ist selbst nämlich ein schräger Vogel: Nichts düngt besser. Der schon vorher bekannte Taubenmist ist dagegen fast schon Dreck, Taubendreck.

Zwei Jahre bevor Spengler die Idee für sein Buch *Untergang des Abendlandes* hat, denkt der Chemiker, Techniker und spätere Industrielle Carl Bosch sehr gründlich und sehr kreativ in seinem Labor über die folgende Frage nach: Wie kann man diese Schiffsladungen überflüssig machen? Deutschland braucht nämlich viel mehr Sprengstoff. Das Deutsche Reich ist jetzt wirtschaftlich enorm stark geworden und will neben England zur neuen Seemacht aufsteigen. Doch die britische Originalseemacht schläft nicht. Es drohen Deutschland daher See- und Handelsblockaden. Streit liegt in der Luft. Es wird schon über Krieg spekuliert. Daher ist es nicht mehr so einfach, beständig Vogelkot von Südamerika nach Hamburg zu verschiffen. Außerdem schrumpfen die Guanovorräte schon. Carl Bosch hat dann tatsächlich eine zündende Idee. Ammoniak kann man vielleicht selbst herstellen. Synthetisch, billig und unbegrenzt. Dann braucht man die ganze Kacke nicht mehr Tausende Kilometer über den Ozean zu karren. Er trifft den Wissenschaftler Fritz Haber, der 1909 ein entsprechendes

Patent angemeldet hat, bei dessen Umsetzung es allerdings noch etwas hapert.[4] Bosch lädt Haber ein und sorgt dafür, dass er, wie er selbst, bei der BASF weiterforschen kann.

Schon an der Technischen Hochschule in Karlsruhe erarbeitete Bosch ein Konzept mit buchstäblicher Sprengkraft, 1909 wird er deshalb von der BASF beauftragt, eine Großanlage zu planen. 1911 trägt er auch auf seinen Namen ein Patent ein und Bosch stellt es der BASF zur Verfügung. Fritz Haber erhält 1918 den Nobelpreis für Chemie. Proteste werden laut, weil man Haber unterstellt, er habe nur ein Interesse daran, mit den neuen Entdeckungen der künstlichen Synthese von Ammoniak mehr Sprengstoff produzieren zu können. 1913 war Haber als Beobachter dabei, als der erste Chemiewaffeneinsatz der Welt stattfand. Als Chemiker und Berater hatte er ihn selbst vorbereitet. Die deutsche Armee setzte 160 Tonnen Chlorgas in der Nähe der belgischen Stadt Ypern frei. 1 200 alliierte Soldaten starben dadurch, Tausende weitere wurden schwer verletzt. Für diese Tat wurde Haber zum Hauptmann befördert. Seine Frau protestierte und wählte, vermutlich über das Handeln ihres Mannes erschüttert, den Freitod. Sie war überzeugte Pazifistin.[5] Habers Intentionen beim Haber-Bosch-Verfahren zielten nicht nur darauf ab, mehr Sprengstoff herstellen zu können, sondern auch auf die Erhöhung der Ernteerträge. Quasi pünktlich zu Beginn des Ersten Weltkrieges wird Bosch mit dem Bau der ersten Salpeter-Anlage für das Verfahren in Ludwigshafen beauftragt. Nach ersten Schwierigkeiten funktioniert es ein Jahr darauf. 150 Tonnen Salpeter werden der Armee jeden Tag geliefert.

Die Begeisterung der Obersten Heeresleitung ist entzündet und geht mit der Idee schwanger, eine Großanlage für die Ammoniak-Produktion in Rekordzeit zu errichten. Unter Boschs Führung gelingt nach neun Monaten in der Nähe von Leuna die Errichtung des allerersten großen Ammoniakwerkes. Die Produktionsmenge steigt auf bis zu 3 000 Tonnen monatlich. Bosch ist so erfolgreich, dass er Vorstandsmitglied der BASF wird und zum Industriellen aufsteigt. Ein gigantischer Durchbruch für die Schlagkraft der Armee und für den

Krieg. Aber auch ein Durchbruch für die kommenden »Ernteschlachten«. Man feiert Bosch in der Presse, weil er »Brot aus Luft« macht. Auch die Ernteerträge steigen weiter. In Gang gebracht hat das alles letztlich schon Alexander von Humboldt. Der starke europäische Bevölkerungsanstieg wäre ohne die Analyse seiner Guano-Proben nicht denkbar gewesen. Denn nur durch die Lieferungen des Vogelkots aus Dünger waren Ernteerträge möglich, mit denen man so viele Menschen auf einmal satt machen konnte. Das war aber erst der Anfang der Entwicklung.

2 Kurze Intermission

Auf die planetarische Wende warten wir schon ziemlich lange. Lange haben wir Details nur am Rande abgefrühstückt

1975 erscheint in Deutschland das Buch *Ein Planet wird geplündert. Die Schreckensbilanz unserer Politik* von Herbert Gruhl.[1] Er ist damals Bundestagsabgeordneter der CDU. Außerdem war er Mitgründer und Bundesvorsitzender des Bundes für Umwelt und Naturschutz (BUND). Längst hatte sich das Haber-Bosch-Verfahren auf der ganzen Welt etabliert. War Alexander von Humboldts Guano-Entdeckung die Grundlage zum Bevölkerungswachstum Europas, so ist das Haber-Bosch-Verfahren in seiner Nachfolge die Grundlage der Massentierhaltung. Nur, dass das bisher niemand gesagt oder geschrieben hat. Dazu noch mehr im nächsten Kapitel.

Bei Gruhl finden wir 1975 folgende aufschlussreiche Aussagen:

»Der in der Welt erzeugte Stickstoffdünger stammt zu 98 Prozent aus der Ammoniak-Synthese. Das heißt, der Stickstoff wird im Hochdruckverfahren mit Hilfe von Wasserstoff aus der Luft gewonnen. Zur Wasserstoffgewinnung werden Erdöl, Erdgas und Kohle verwendet. Die geschätzten Anteile dieser Stoffe betragen weltweit im Jahre 1972–1973:

Erdgas	59 Prozent
Naphta (Rohöl)	21 Prozent
Koksgas, Kohle	11 Prozent
Heizöl, Raffinerieabgase	7 Prozent
Sonstige	2 Prozent

Für eine Tonne reinen Stickstoff werden benötigt: 1 Tonne Naphta oder 1,1 Tonne Schweröl oder 1200 Kubikmeter Erdgas; außerdem etwa 300 Kilowattstunden Elektrizität, für 1 Tonne Stickstoff im Kalkstickstoff sogar 11 000 Kilowattstunden. Damit ist klar, dass für die Stickstofferzeugung gerade solche Rohstoffe nötig sind, die in der nächsten Zeit knapp werden, die aber dennoch für Heiz- und Energiezwecke weiter verfeuert werden.«[2]

3 Ein Planet wird immer noch geplündert

Die globale Landwirtschaft hat
eine Achillesferse. Wer sie heilt,
kann den Planeten auf neue Füße stellen

Mit unserer Intelligenz ist es so eine Sache. Nein, Albert Einstein hat gar nicht behauptet, wir würden »nur zehn Prozent unseres Gehirns nutzen«. Und auch ein anderes ziemlich bekanntes angebliches Einstein-Zitat lässt sich nicht nachweisen: »Zwei Dinge sind unendlich, das Universum und die menschliche Dummheit, aber bei dem Universum bin ich mir noch nicht ganz sicher.«

Beide Aussagen werden seit Jahrzehnten immer wieder gern »zitiert«. Und die Frage lautet: Warum legt man dem Nobelpreisträger und Pazifisten das in den Mund? Manche missbrauchen die Sätze für populistische und esoterische Gedankenverrenkungen. Andere nutzen sie als Blitzableiter. Denn man kann ja nicht in seinem durchaus berechtigten Zorn auf den angeblich so weisen Menschen einfach Bud Spencer zitieren. Es wäre ja ziemlich unschicklich, »der Blitz soll Euch beim Sch… treffen!« zu schreiben.

Unsere Welt, auch das wird ständig wiederholt, ist sehr komplex. Einzelne Gehirne sind nicht dazu in der Lage, den kompletten Überblick so zu behalten, wie es nötig wäre. Das wussten schon Alexander und Wilhelm von Humboldt, die deshalb vorschlugen, dass wir Universalgebildete bräuchten. Also konkret: Durchblicker*innen, die die Geschichte mit der Gegenwart und der Zukunft verbinden. Die keine Fachidiot*innen sind und die dazu fähig sind, in größeren Zusammenhängen zu denken. Ich frage mich allerdings jetzt, nachdem fast schon wieder ein Viertel des 21. Jahrhunderts ins Land gezogen ist: Wo sind diese Universalisten, die Durchblicker*innen? Damit Sie mich besser verstehen, erzähle ich Ihnen im Folgenden nur eine einzige kleine Geschichte. Sie zeigt uns ziemlich genau die Lücke zwischen dem menschlichem Erkenntnisanspruch und dem, was dann Wirklichkeit wird. Es lohnt sich, sich damit gedanklich zu beschäftigen. Aus der kleinen Geschichte heraus entwickeln wir dann den Gedanken weiter und finden zu einem interessanten Lösungsansatz. Wahrscheinlich werden Sie ihn als Universalwissende*r sogar ganz von selbst entdecken. Aber dafür müssen wir kurz zurückblicken.

1978 kehrte Herbert Gruhl aus Protest der CDU den Rücken, der er Blindheit in Umweltfragen vorwarf, und gründete die Grüne Aktion Zukunft, die bei einer ersten Testwahl allerdings nicht viele Stimmen erhielt.[1] Doch Gruhl gab nicht auf und sammelte gemeinsam mit Petra Kelly überall in Deutschland aktive Bürgerinnen und Bürger. Schon ein Jahr später, 1979, trat das Bündnis zur Europawahl an und erzielte einen Achtungserfolg von über drei Prozent.[2] Die Spitzenkandidaturen stellten Petra Kelly und Herbert Gruhl. Hätte das Wahlbündnis den Einzug ins Parlament geschafft, wäre Kelly die erste Hälfte der Legislaturperiode Fraktionschefin geworden und danach von Herbert Gruhl abgelöst. Das von dem Bündnis entwickelte Rotationsprinzip sollte das ermöglichen. Interessant ist der Name des Wahlbündnisses: Sonstige Politische Vereinigung – Die Grünen. Höre ich da auch bei den ganz jungen Leser*innen ein »Aha«? Hier wurde also eine Partei aus der Taufe gehoben, die das Thema Umweltschutz in Deutschland in den Mittelpunkt des Interesses rücken sollte. Mehr noch: Themen wie Atomausstieg, Schonung und Regeneration unserer Flüsse und andere Umweltthemen wären ohne die Grünen nicht zu den Topthemen geworden, die uns auch jetzt noch beschäftigen. Gruhl stand dabei Pate.

Sein Buch *Ein Planet wird geplündert* wurde nicht nur zum Bestseller, es galt in Kreisen der Grünen als selbstverständliche Pflichtlektüre und hatte mit Sicherheit auch stark dazu beigetragen, dass sich Zigtausende Leser*innen den Grünen anschlossen. Es war eine intellektuelle Initialzündung.

Gruhl verließ die Grünen später und driftete etwas rechtsfüßig ins ultrakonservative Politikmilieu ab, doch das soll uns an dieser Stelle nicht weiter beschäftigen. Sein Buch war von großer Bedeutung und Wirkung – kaum jemand, auch nicht bei den heutigen Grünen, würde dem ernsthaft widersprechen. Für seine Initialzündung verlieh die niedersächsische Umweltministerin Monika Griefahn, eine Mitgründerin von Greenpeace, Gruhl 1991 das Bundesverdienstkreuz am Bande.[3]

Beschäftigt man sich mit Gruhls Bestseller genauer, entdeckt man wirklich Bemerkenswertes. Dort schreibt Gruhl über die industrialisierte Landwirtschaft und den »Energieaufwand für eine Nahrungskalorie, bis [sie] in einem Industrieland auf den Tisch kommt«. Die erfordere nämlich, so Gruhl, »mindestens zwei Kalorien künstlichen Energieaufwandes«.[4] Meine Damen und Herren, das waren im Schulunterricht, seien wir ehrlich, immer diese zu abstrakten Stellen, bei denen die Gefahr bestand einzuschlafen. Bitte kneifen Sie sich daher jetzt kurz selbst oder holen sich eine Tasse Kaffee mit oder ohne Hafermilch. Denn jetzt wird er wichtig spannend!

Was Gruhl hier so trocken einleitet, ist nichts anderes als die sehr empfindliche Achillesferse der globalen Landwirtschaft. Die verwundbare Stelle der Landwirtschaft ist ihre sagenhafte Ineffizienz oder auf Deutsch: ihre irre Verschwendung. Völlig egal, ob konventionelle Landwirtschaft oder biologische. Die Achillesferse ist die Ausnutzung von Tieren.

Stellen Sie sich vor, Sie möchten von München nach Frankfurt fahren und bräuchten dafür die doppelte Menge Tankfüllung oder Stromladung als nötig. Würden Sie das einfach so hinnehmen? Früher oder später würden Sie sicher zur Werkstatt fahren, um den Fehler beheben zu lassen. Denn bei mehreren Fahrten könnte Sie das ganz schön belasten. Logisch, oder? Schon vor so vielen Jahrzehnten rechnete Gruhl uns vor, dass unsere Landwirtschaft dringend einen Termin in der Werkstatt braucht:

»Der Aufwand steigt schon in der Landwirtschaft selbst entsprechend dem Veredelungsgrad. Während beim Weizen mit einer künstlichen Kalorie 2,2 Nahrungskalorien zu erzielen sind, bei der Kartoffel noch das Ergebnis von 1:1 erzielt werden kann, werden bei der Milch nur noch 0,30, bei Eiern nur noch 0,16 und bei Fleisch zwischen 0,10 und 0,20 Nahrungskalorien durch den Einsatz einer Nahrungskalorie erzielt.«[5]

Er gab damit nicht seine persönliche Meinung wieder, sondern den schon damaligen Stand der Wissenschaft. Gruhl ahnte, dass die Zahlen schwer verständlich sind, und versuchte sie direkt zu erläutern:

»Das heißt andererseits auch, dass aus der gleichen landwirtschaftlichen Fläche sich umso weniger Menschen ernähren lassen, je stärker diese Milch, Fleisch und Eier bevorzugen, statt die Feldfrüchte direkt zu verzehren.«[6]

Man würde jeden Automechaniker feuern, der den Fehler nicht beheben würde, wenn das Auto doppelt so viel Sprit brauchen würde. Doch offenbar regt es bisher kaum jemanden auf, dass man unsere kostbaren Ernährungsgrundlagen komplett verschwendet. Der Klappentext von Gruhls Bestseller, der hier neben mir beim Schreiben auf dem Tisch liegt, lautet: »Nicht nur der Mensch bestimmt den Fortgang der Geschichte, sondern die Grenzen dieses Planeten Erde legen alle Bedingungen fest für das, was hier noch möglich ist. Diese totale Wendung bedeutet, dass der Mensch nicht mehr von seinem Standpunkt aus handeln kann, sondern von den Grenzen unserer Erde ausgehend denken und handeln muss. Wir nennen diese radikale Umkehr die Planetarische Wende. Die Bestandsaufnahme der übriggebliebenen Möglichkeiten ist die dringende Aufgabe unserer Zeit.«

Meine Damen und Herren! Keine unserer Handlungen ist so dermaßen von seinem eigenen Standpunkt aus gedacht wie die Herstellung und der Verbrauch nicht-veganer Produkte. Nichts steht der planetarischen Wende so im Weg wie die Ausnutzung der Tiere. Gruhls

Zeilen sind fast ein halbes Jahrhundert alt. So viel Zeit wurde verschwendet. Wir müssen Einstein dafür keine Zitate in den Mund legen, sondern mit der grenzenlosen Dummheit aufhören, nicht-vegane Lebensmittel aufzunehmen, und in Worten und Taten dem Spuk ein Ende machen. Schluss mit der Verschwendung. Wir nutzen nur zehn Prozent unseres Gehirns? Ich weiß es wirklich nicht. Aber 20 Prozent unseres Herzens für die Tiere aufzubringen würde wahrscheinlich schon ausreichen, um die planetarische Wende wirklich herbeiführen zu können. Lassen Sie bitte auch Ihr Herz dafür schlagen!

4 Die Wahrheit macht sich aus dem Staub

Mit großem Tamtam agierten Umweltverbände über Jahre gegen Autos. Monatelang sind Fahrverbote das in den Massenmedien vorherrschende Thema

Fahrverbote? Warum eigentlich genau? Argumentiert wird mit der Belastung der Luft durch Feinstaub. Die Kampagne war immerhin so einschneidend, dass Tausende Kund*innen ihr voll funktionsfähiges Fahrzeug zurückgaben. Verunsicherte Kund*innen, die ein neues Fahrzeug erwerben wollten, stiegen um auf Benziner, die nicht weniger Feinstaub verursachen. Insbesondere die Deutsche Umwelthilfe (DUH) setzte Musterklagen für Dieselfahrverbote in zahlreichen Kommunen durch, um dem Feinstaub Herr werden zu können.

Ganz sicher ist Feinstaub nicht unschädlich. Ganz im Gegenteil. Ein befreundeter Apotheker hatte mir vor vielen Jahren erzählt, dass im Raum Vechta und Oldenburg, im Volksmund »Schweinegürtel« genannt, die Lungenkrebsrate besonders hoch sei und diese Information über Jahrzehnte unterdrückt worden sei. Das habe ihm ein alter Schulfreund, Lungenexperte, einmal etwas genauer erklärt. Die Ursache sei das Ammoniak. Das entsteht in der Gülle durch die Zersetzung von Harnstoff und Eiweiß. In einem chemischen Prozess entsteht daraus sekundärer Feinstaub. Und außerdem käme noch der künstliche Stickstoff-Dünger hinzu, der ebenfalls zur Feinstaubbelastung beitrage.

In einem wissenschaftlichen Hintergrundpapier zu Feinstaub aus der Tierhaltung heißt es: »Ammoniumsulfat und Ammoniumnitrat verbleiben als Feinstaub für einige Tage, teilweise sogar bis zu einer Woche in der Atmosphäre. Als sekundärer Feinstaub wird Ammoniak über große Entfernungen transportiert und beeinträchtigt Ökosysteme sowie die Gesundheit von Menschen in ganzen Regionen.«[1]

Die Geschichte des Apothekers könnte also stimmen. Denn in dem Papier heißt es auch: »Feinstaubbelastung wird mit erhöhter Sterblichkeit infolge von Atemwegs- und Herz-Kreislauf-Erkrankungen, reduzierter Lungenfunktion und chronischen Lungenerkrankungen in Verbindung gebracht. Je nach Größe dringen Feinstaubpartikel tief in die Lunge und in die gesamte Blutbahn ein. Dabei sind Größe und chemische Zusammensetzung maßgebend dafür, wie gesundheitsgefährdend die Partikel sind.«[2]

Wenn nun die Fahrzeuge so viel primären Feinstaub produzieren, dann ist es folgerichtig, wenn die Autos entweder verbessert werden – oder eben gar nicht mehr überall fahren dürfen. Ich schaltete mich als Vorsitzender der Veganen Gesellschaft Deutschland in die Debatte ein, als die DUH massiv Fahrverbote einklagte. Allerdings war mir zu diesem Zeitpunkt noch nicht bewusst, dass ich selbst zu viel Staub aufwirbelte.[3]

Mir war schon bekannt, dass Feinstaub aus der Massentierhaltung ein großer Faktor ist. Also informierte ich die Presse, dass die Vegane Gesellschaft nun folgerichtig darüber nachdenke, dass man auch über Fleischverbote reden müsse – und nicht nur über Fahrverbote. Tatsächlich meldete sich daraufhin die CDU-Politikerin Annegret Kramp-Karrenbauer (AKK) zu Wort und wetterte auf dem Parteitag der CSU gegen den »Veganer-Verband« und sagte, jemand wie ich, der solche Forderungen stelle, dürfe »keine politische Verantwortung tragen«.[4] Kennt man allerdings die wirklichen Hintergründe, muss man die Frage umdrehen und fragen, ob solche Politiker*innen ausreichend Verantwortung für uns alle tragen. Das lässt sich nämlich durchaus besser begründen.

Neben AKK machte aber auch die DUH selbst keine gute Figur. Ich schrieb die DUH an: »Liebe Frau ***, gern möchten wir Herrn Resch [den Vorsitzenden der DUH] interviewen und erfahren, wie die DUH zur Massentierhaltung steht. Ich freue mich, bald von Ihnen zu hören.« Zunächst meldete sich die DUH mit einem Terminvorschlag bei mir zurück – und wiegelte ihn dann in einer nächsten E-Mail seltsam ab. Angeblich würden sie sich nicht mit dem Thema beschäftigen. Die DUH beschäftigt sich nicht mit Feinstaub aus der Massentierhaltung? Es handelt sich um eine Ausrede.

Das oben zitierte wissenschaftliche Papier stammt von dem Institute for Advanced Sustainability Studies (IASS) in Potsdam. Es ist von zwei Autor*innen unterzeichnet. Die zweite ist Dorothee Saar. Ihre E-Mail-Adresse verrät ihre Herkunft: @duh.de. Tatsächlich ist Frau Saar sogar die DUH-Sprecherin für Verkehr und Luftreinhaltung. In dem von ihr mitverfassten Papier heißt es wörtlich:

»Eine kürzlich veröffentlichte Studie zur Sterblichkeitsrate infolge von Luftverschmutzung stellte fest, dass Emissionen aus der Landwirtschaft den höchsten relativen Anteil an der Feinstaubbelastung ausmachen und damit den größten Einfluss auf vorzeitige Todesfälle in Europa haben.«[5] Schrieb sie: den *höchsten*? In der Tat. Aber angeblich beschäftigt sich die DUH damit ja gar nicht.

Mit Landwirtschaft ist hier nicht der Anbau von Karotten gemeint, sondern die Tierhaltung. Explizit bezieht sich Frau Saar in ihrem Papier sogar auf den wahren Hintergrund. Dort, wo es um effektive Maßnahmen geht, die Feinstaub-Emissionen der Landwirtschaft zu reduzieren, heißt es: »Viele dieser Analysen fokussieren lediglich auf technische Maßnahmen, während nichttechnische Optionen, wie die Verringerung des Fleischkonsums, ebenso entscheidend sind.«[6] Die DUH weiß es also selbst besser. Tut aber so, als hätte sie damit nichts zu tun. Mal über *Fleischverbote* nachzudenken und sie zu diskutieren, wenn man schon – wie die DUH das macht – Fahrverbote nicht nur fordert, sondern sie sogar durchsetzt, erscheint da als logischer Schritt.

Aber weshalb lügt die DUH und behauptet ernsthaft, sich nicht mit dem Thema Massentierhaltung zu beschäftigen? Ein Witz, wenn

Die größten
Feinstaub-Quellen
im Vergleich, prozentual

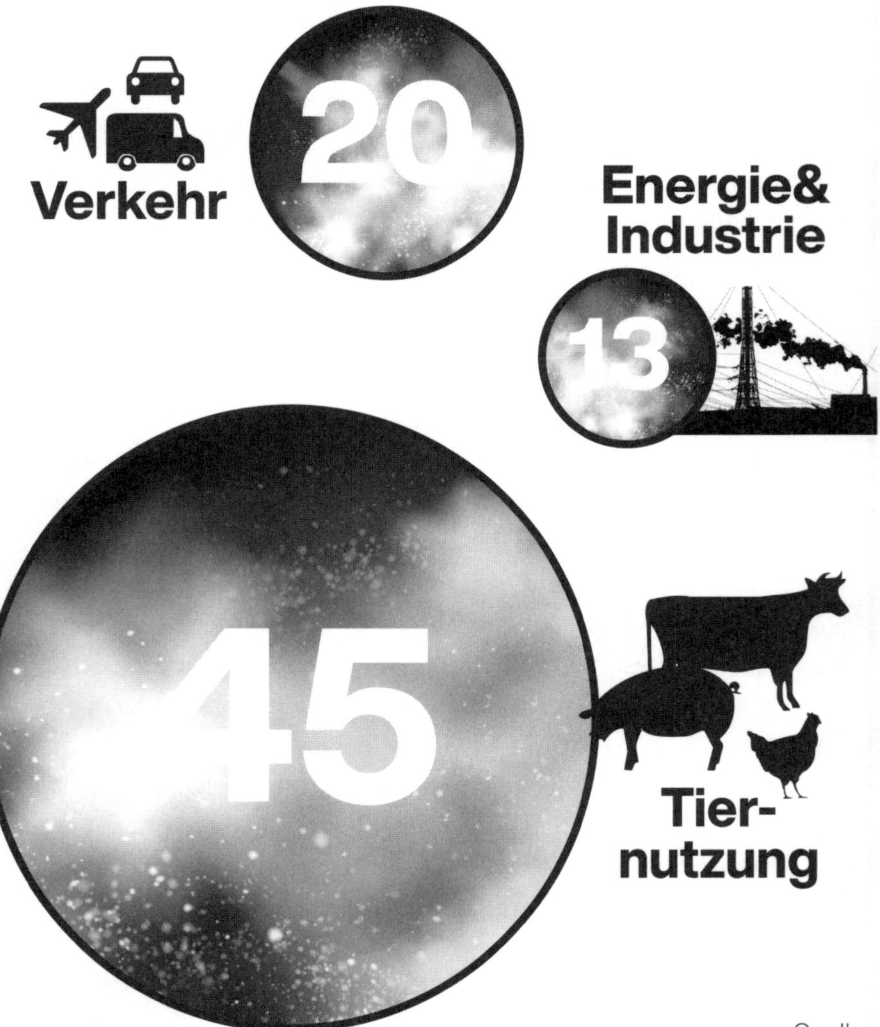

Quelle:
IASS Potsdam

man bedenkt, dass die DUH kein Interview zum Thema Feinstaub und Massentierhaltung gibt, sehr wohl aber zum Thema Feinstaub und Silvesterböller. In dem von der DUH selbst mitverfassten und aus Steuergeldern co-finanzierten Papier steht etwas ganz anderes. Lesen Sie selbst: »Weltweit sterben jährlich mehr als 3,3 Millionen Menschen vorzeitig an den Folgen von Luftverschmutzung. Davon allein 380 000 in Europa und 34 000 in Deutschland – von denen 45 Prozent landwirtschaftlichen Emissionen zuzuordnen sind. Weitere 20 Prozent entfallen auf den Verkehr, 13 Prozent auf Energieerzeugung und industrielle Emissionen.«[7]

45 Prozent des Feinstaubs stammen aus der Landwirtschaft. Nur 20 Prozent aus dem Verkehr – und viel weniger aus Diesel-PKW. Da also liegt der Hase im Pfeffer! Kein Wunder, dass die DUH ihre Gesprächsbereitschaft schnell zurückzieht, wenn Fahrverbote nicht die wichtigste Maßnahme sind und nicht-vegane Ernährung im Grunde fast dreimal mehr Feinstaub verursacht als der gesamte Verkehr zusammen. Zum Verkehr gehören auch LKW, Busse, Benziner und Flugzeuge. Wir merken uns: Einen Teil der Wahrheit erzählt man – und den entscheidenden lässt man einfach weg. Auch hier steht wieder der vegane Elefant im Raum.

Untersuchungsergebnisse über die Dieselfahrverbote zeigen nun sogar, dass sie beinahe wirkungslos sind. Wenn von dem Feinstaub 45 Prozent aus der Tierhaltung stammen und 20 Prozent aus dem Verkehr, ist das ja auch kein Wunder. Dann kann ein Dieselfahrverbot ja kaum tolle Ergebnisse bewirken. Darauf machte ich auch die Öffentlichkeit aufmerksam. Ich bemerkte nämlich folgendes Kuriosum in der Stadt Oldenburg an, die direkt am Schweinegürtel liegt. Mitten in der Oldenburger Innenstadt befindet sich eine sensible Feinstaub-Messstation. Raten Sie mal, woran es wohl liegt, dass dort selbst dann noch die höchsten Feinstaub-Werte gemessen wurden, als aufgrund eines Stadt-Marathons überhaupt keine Autos mehr fahren durften? Wie meinte Mahatma Gandhi: »Die Lüge läuft Kurzstrecke und die Wahrheit läuft Marathon.«

Wer hätte nicht erwartet, dass die Feinstaubbelastung während des ersten Corona-Lockdowns im Frühjahr 2020 zurückgegangen wäre? Fehlanzeige! »Die Realität ist – wie so oft – ein wenig komplizierter. Denn Feinstaub hat seine Ursachen nicht nur im Verkehr, sondern zum Beispiel auch in der privaten Nutzung von Kaminöfen oder in der Landwirtschaft. Gerade im Frühjahr entsteht er beim Düngen von Feldern. Daher sind die Feinstaubwerte derzeit mancherorts erhöht, obwohl die NO_2-Konzentration gesunken ist.«[8] Gedüngt wird für Futtermittel und die Schweinemast mit ihren erhöhten Ammoniak-Konzentrationen lief permanent weiter.

5. Deadzones in den Meeren. Aber kein Sturm der Entrüstung

Was wir an Land treiben, schlägt
hohe Wellen und schwappt mit schlimmen
Folgen darüber hinaus

Vielleicht ist es uns noch immer nicht bewusst. Unser Planet ist ein Wasserplanet. Mehr als zwei Drittel unseres Planeten sind Meer. Es bedeckt 71 Prozent der gesamten Oberfläche der Erde.[1] Vielleicht ist es unser Unvermögen, es als Ganzes zu begreifen. Ein von innen beleuchteter Globus als Modell auf einem Tisch wirkt zu abstrakt. Das Modell sagt nicht viel aus. Weder über die Weite des Meeres noch über seine teilweise unvorstellbaren Tiefen von bis zu 11 000 Metern. Wir denken eher engstirnig und begrenzt. Obwohl wir doch selbst fast nur aus Wasser bestehen. Als Erwachsene entspricht der Anteil von Wasser in unserem Körper etwa dem Anteil des Meeres am Erdkörper: bis zu zwei Drittel.[2]

Das ist der Saft, aus dem wir alle gemacht sind, könnte man meinen. Es ist umso erstaunlicher, wie wir damit umgehen. Wir haben unsere Urheimat, das Meer, den größten Teil unseres Planeten, nicht nur mit Plastik verunreinigt. Heute finden wir Mikroplastik in Fischen, Seevögel sterben an Kunststoffabfällen. Viele Arten haben wir ausgerottet. Andere haben wir noch gar nicht entdeckt. Wir bilden uns nur ein, schon alles zu kennen. Aber bevor wir das wirklich geschafft haben, haben wir dem Meer Schaden zugefügt.

Im eigentlichen Kampf, dem der Menschen gegen die Tiere, haben wir es fertiggebracht, die Meeresbewohner zu gefährden. 33 Prozent

Deadzones

bereits 15 % der Ostsee

Über die Flüsse landet Dünger im Meer. Phytoplankton wuchert. Es kommt nicht mehr genug Sonnenlicht ins Meer. Zu wenig Sauerstoff ist die Folge. Fische, Krebse, Seepferdchen und Seenadeln sterben.

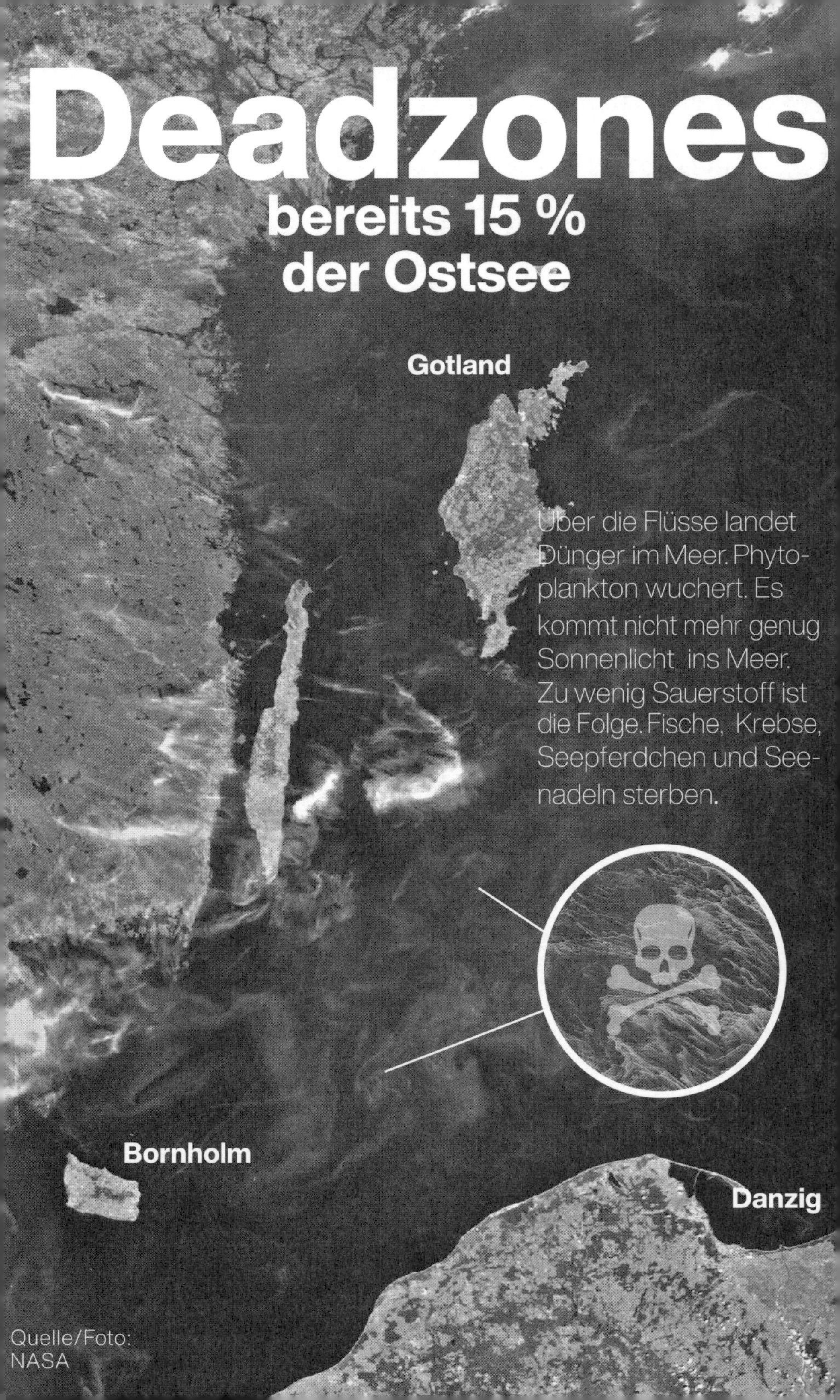

Quelle/Foto: NASA

sind bereits »kollabiert, überfischt oder sich erholend«, wie es im FAO-Bericht heißt.[3] Die Tendenz steigt weiter an. Die Herstellung veganer Fischalternativen ist ein wichtiger Beitrag dazu, den Trend umzukehren. Umweltverbände raten dazu, auf bestimmte Siegel zu achten, die mit »nachhaltiger Fischerei zusammenhängen«. Vermutlich ist es besser, auf solche Siegel zu achten, als Fisch ohne ein solches Siegel zu kaufen. Doch unser Respekt vor dem Meer könnte mehr bedeuten. Auch Fische sind fühlende Lebewesen. Manche Menschen wussten das schon immer, allen anderen bestätigt das heute die Wissenschaft. Fische sind Lebewesen, »die Angst haben, Schmerzen empfinden und gerne Zeit mit Freunden verbringen«.[4] Der Schriftsteller Franz Kafka stand in Berlin vor dem Aquarium und notierte in seinem Tagebuch: »Nun kann ich euch in Frieden betrachten; ich esse euch nicht mehr.«[5] Doch das Meer trübt unseren Blick. Auch die Situation der Meeressäuger ist katastrophal. Noch immer werden Wale gejagt und ihre Beschützer strafrechtlich per internationalen Haftbefehlen verfolgt.

Als Norddeutscher lebe ich zwischen zwei Teilen des Meeres. Der sanftere, da ruhigere Teil, den wir Ostsee nennen, enthält heute die größten marinen Todeszonen der Welt. Das ist nur wenigen Menschen in den Küstenregionen bewusst. Was man nicht sieht, nimmt man nicht unbedingt wahr. Zu selten erscheinen Beiträge in den Medien. Und auch auf den von Satelliten gemachten Fotografien erkennt man blau-grünliche Riesenflächen mitten im gesamten Meeresgebiet. Ein schönes Farbenspiel und so groß, könnte man meinen. Was hier wie ein buntes Schauspiel erscheint, ist eine Tatsache, die einen erschaudern lässt. Auf diesen intensiven Flecken haben wir Menschen das Leben ausgelöscht. NASA und marine Forscher nennen sie »Deadzones«.

Diese Todeszonen sind das Ergebnis der Massentierhaltung. Das so zu sagen wirkt wie der Globus auf dem Schreibtisch – zu abstrakt. Viel Fleisch und Wurst, Molkereiprodukte wie Käse, Joghurt, Quark und Milch ebenso Eier setzen voraus, dass wir die dafür nötigen Tiere mit Pflanzen füttern. Auf den dafür nötigen Flächen betreiben wir eine

Landwirtschaft, die viel Chemie benötigt. Dutzende Sorten Pflanzenschutzmittel gehören dazu, künstliche Düngemitte und Gülle. Jahrzehntelang haben wir all das immer weiter gesteigert und so sickern ohne Pause immer mehr dieser Stoffe über die Flüsse ins Meer. Damit wird das Wachstum von Phytoplankton und weiteren Algen angeregt. Das Sonnenlicht kommt nicht mehr durch den Planktonteppich hindurch. Seegras und Algen sterben wegen des Lichtmangels. Das ist zugleich das Todesurteil für Seepferdchen, Seenadel und Heringe. Absterbende Algen sinken zum Meeresboden. Sie werden von Bakterien zersetzt. Das braucht teilweise bis vollständig den vorhandenen Sauerstoff auf, der durch nichts mehr wieder ersetzt wird. Genau das führt zu toten Zonen. In der Ostsee sind das heute schon 15 Prozent.[6]

Politik und Umweltverbände klammern das weitgehend aus. Die einzige Lösung scheint ihnen vermutlich einfach zu abstrakt. Unvorstellbar wie der Globus auf dem Schreibtisch. Entweder wir leisten uns weiterhin 27 Millionen Schweine und 13 Millionen Rinder. Das macht rund 200 Millionen Tonnen Gülle.[7] Oder wir beginnen endlich vegan zu leben.

Diese Zerstörung hat längst eine planetarische Vernichtungskraft entwickelt, vor deren Wirklichkeit jeder Biss in ein Schnitzel, Steak oder ein Stück Käse doch jedem Wissenden verrückt und selbstzerstörerisch erscheinen müsste. Alle, die nicht-vegane Produkte verbrauchen, tragen zur Produktion der 200 Millionen Tonnen Gülle pro Jahr bei. Purer Wahnsinn, der weltweit stattfindet und keine Grenzen kennt. Im Jahr 2018 reicht ein einziger Algenteppich erstmals von der Küste Amerikas bis nach Afrika. »Das Team der University of South Florida führt die Algenplage auf die Zunahme der Abholzung des Amazonas-Regenwaldes und des Gebrauchs von Düngemitteln zurück«,[8] heißt es lapidar. Die Nachricht ging in der Berichterstattung über die Klimaproteste mit den nach Luft ringenden Algen gleich im Atlantik mit unter. Hintergrund der Tragödie ist die Massentierhaltung und der damit verbundene nicht-vegane Konsum der US-Amerikaner*innen. Über den Mississippi werden Gülle, Düngemittel und

Chemikalien ins Flussdelta gespült. Hier am Golf von Neumexiko befindet sich neben der Ostsee eine weitere der größten Deadzones der Welt, die sich immer weiter ausbreitet. Biologisch tote Gebiete, größer als mancher Nationalstaat.[9]

Wir können dieses Thema entweder hinter der auch als Fassade missbrauchten Klimathematik verstecken. Genau das wird tendenziell schon versucht, wenn man behauptet, dass Todeszonen und Algenteppiche das alleinige Ergebnis der Klimaerwärmung seien. Es mag stimmen, dass die Erwärmung die tödliche Entwicklung noch unterstützt. So oder so sollten wir uns für eine vegane Ernährung entscheiden und uns politisch dafür einsetzen, dass sie zur Normalität wird. Nur so können wir das Meer retten, den Ursprung des gesamten Lebens unseres blauen Planeten. Es ist ein Todeskreislauf, über den wir uns erst Bewusstsein schaffen müssen: Denn auch die Erwärmung des Meeres selbst ist ja größtenteils das Ergebnis nicht-veganen Essens.

VIII
THE COLORS OF DESTRUCTION

1 Die I.G. Farben und die bunten Hunde der Weltgeschichte

Vor 100 Jahren geriet die Welt in Bewegung.
Auch wenn heute keiner mehr danach bellt:
Wer heutige Zusammenhänge wirklich verstehen will,
kann dies nicht mit dem Schwarz-Weiß-Schema

Ich nehme Sie jetzt mit ins Chemielabor der Geschichte. Wir suchen dort keinesfalls nach langweiligen Formeln. Sie müssen auch nichts auswendig lernen. Die Formel, die wir dort suchen, ist die, die uns bestimmte Zusammenhänge erklärt. Ich versuche, für Sie etwas im Reagenzglas der Weltgeschichte sichtbar zu machen. Damit sich unser Wissen aufklärt und sich die Welt hoffentlich verändern kann.

In der Weltgeschichte beginnt seit Mitte der 1920er-Jahre etwas zu brodeln. Es wirkt sich bis heute bis in unsere Kühlschränke und bis auf unsere Teller aus. Die I.G. Farben ist in den angeblich goldenen 20ern der viertgrößte Konzern der Welt.[1] BASF, Bayer, Hoechst und einige andere deutsche Chemiefirmen hatten sich unter diesem bunten Dach zusammengefunden. Ein Kartell mit einem hübschen Namen. Doch der Konzern wackelte gewaltig. Die Einnahmen des größten Chemiekartells aller Zeiten stimmten ganz und gar nicht.[2] Damit die Farben nicht verblassten, musste jetzt dringend etwas geschehen. Was hatte man zu bieten? Zum Beispiel das Haber-Bosch-Verfahren. Es würde den Konzern wieder in die schwarzen Zahlen bringen können. Wenn diese grandiose Idee, aus Brot Luft zu machen, endlich in einem viel größeren Maßstab genutzt werden könnte! Die finanziellen Probleme des Weltkonzerns I.G. Farben wären erledigt. Ein Tupfer voll Trost:

Carl Bosch führte den Konzern ab 1925 als Vorstandschef. Neben dem Haber-Bosch-Verfahren hatte der geniale Bosch mit seinem Kollegen Bergius noch ein weiteres technisches Verfahren entwickelt: Es war den beiden gelungen, künstliches Benzin herzustellen, ganz ohne Mineralöl – und zwar aus Kohle.[3]

Auf unserer Reise in die 1920er müssen wir einen kurzen Stopp einlegen: Sicherlich kennen Sie ESSO. So hießen ab 1937 die Tankstellen des größten Ölkonzerns der Welt in Deutschland. Der US-amerikanische Konzern Standard Oil gehörte den reichsten Ölmilliardären überhaupt, den Rockefellers. Der Konzern war damals der zweitgrößte der Welt.[4] Also noch zwei Plätze vor der I.G. Farben. Die Marketingabteilung von Standard Oil entschied, der großen Tankstellenkette in Deutschland einen anderen Namen zu geben, der allerdings auch schon 1928 beim deutschen Marken- und Patentamt erstmals angemeldet wurde.[5] Eigentlich wollte man einfach nur »S« und »O« für Standard Oil schreiben, aber wieso nicht gleich lautmalerisch ESSO?

Die I.G. Farben hatten 1926 mit dem US-amerikanischen Konzern Standard Oil einen Deal gemacht. Hierzu reiste der Vorstandschef von Standard Oil, Walter C. Teagle, extra nach Deutschland.[6] Damals konnte er die neue Konzernzentrale von I.G. Farben im damaligen Frankfurter Westend noch nicht betreten: Der Bau hatte gerade erst begonnen. Also machte er Station bei der BASF in Ludwigshafen. Er hatte es geschafft, den Anteil am Gesamtmarkt für seinen Konzern zu verfünffachen. Übrigens galt das fertiggestellte I.G. Farben-Gebäude noch bis in die 1950er-Jahre als eine der modernsten Unternehmenszentralen der Welt. Bomben fielen im Zweiten Weltkrieg angeblich gar keine auf das Gebäude. Und die USA machten es nach dem Krieg zu ihrem Hauptquartier. Dieses auffällige Schillern im Farben-Gebäude nach dem großen Krieg ist in Deutschland bis heute so etwas wie ein Tabu.

»Spreche über alles und dann bleib still.« Was Walter C. Teagle mit dem I.G. Farben-Vorstand besprach, muss in einigen Details streng geheim geblieben sein. Bis heute. Und zwar so geheim, dass der wissenschaftliche Dienst des Deutschen Bundestags es so ausdrückt: »Im März 1926 besuchte Walter C. Teagle, Präsident der Standard Oil, die Produktionsanlagen der BASF und war beeindruckt von deren Forschungsergebnissen. Angesichts einer möglichen deutschen Unabhängigkeit von ausländischen Öllieferungen versuchte Standard Oil, diese mögliche wirtschaftliche Bedrohung durch eine verstärkte Zusammenarbeit mit der I.G. Farben abzuschwächen. So wurde im September 1927 eine weitreichende Forschungszusammenarbeit vereinbart, und 1928 kam es auch zu geheimen Kartellabsprachen über die Rechte am Bergius-Verfahren.«[7]

Abgemacht wurde auch ein weiterer Kessel Buntes für Teagle. Ein Weltkonzern wie I.G. Farben hatte nicht nur Gebäude in Ludwigshafen, Köln oder Frankfurt. Wie wäre es mit Manhattan? Teagle wurde daher zugleich noch I.G. Farben-Direktor von Amerika.

Das von unseren amerikanischen Freunden bis 1975 noch Farben Building genannte Frankfurter Haus war für Jahrzehnte auch die Hauptzentrale der CIA in Europa.[8] Dabei handelt es sich um den Geheimdienst, den man nicht vorstellen muss. Aber es ist schon ein ganz schöner Klecks auf dem Geschichtsbuch des Konzerns, wenn man entdeckt, wer genau der eigentliche Gründer der CIA war: Allen Dulles, der erst 1961 von John F. Kennedy aus diesem Amt entlassen wurde. Immer, wenn in Amerika aus rechtlichen Gründen der I.G. Farben Gefahr drohte, hatte Rechtsanwalt Allen Dulles berufshalber die zündende Idee. Er war der offizielle Rechtsberater der I.G. Farben. Ein freigegebenes CIA-Geheimpapier gibt pikante Details über Allen Dulles, Nähe zu I.G. Farben, Rockefellers und seine Nähe zur NS-Regierung: »Er hatte alte und bewährte Freunde, mit denen ihn gemeinsame Interessen verbanden: Die Anwaltskanzlei der Brüder Dulles vertrat die deutsche Regierung in den Vereinigten Staaten. In den folgenden Jahren wurde die Firma, die als Sullivan und Cromwell bekannt war, mit der rechtlichen Vertretung einer Reihe großer deutscher Konzerne in den Vereinigten Staaten betraut, darunter

Krupp, I.G. Farben, Focke-Wulf und andere. Die Verbindungen der Kanzlei zum hitlerisierten Deutschland waren in der Zwischenkriegszeit so stark, dass Allan Dulles in den Vorstand der amerikanisch-deutschen Schröder-Bank in New York eintrat – dem offiziellen Anleihe-Treuhänder von Hitlers Regierung in den Vereinigten Staaten und unter dem Einfluss von Rockefeller. Außerdem galt Dulles als offizieller Vertreter des Standard Oil Konzerns in den Beziehungen zu deutschen Monopolen und deren politischen Freunden.«[9] Der andere Kollege, der noch wichtig ist, heißt John Jay McCloy. Er saß nach dem Zweiten Weltkrieg oft im Farben Building, offiziell residierte er in Bad Homburg auf der Höhe. Er war der mächtigste Mann der USA in Deutschland nach dem Krieg, sein Titel lautete Hochkommissar über Deutschland. Amerikanischer Hochkommissar genauer gesagt. In die Geschichtsbücher, in den wenigen, in denen man das nachlesen kann, gilt McCloy als der Mann, der Mussolini dauernd Geld besorgte, damit der in Italien eine faschistische Diktatur festigen konnte. McCloy war auch der US-amerikanische Verbindungsmann der I.G. Farben nach Europa.[10] Zugleich war er ein Kollege von Allan Dulles. Im Auftrag großer amerikanischer Banken und Konzerne versorgte McCloy die I.G. Farben mit jeder Menge Geld. Und als ob diese bunten Hunde der Geschichte nicht schon genug wären, heiratete der Anwalt und spätere Hochkommissar auch noch die Cousine von Konrad Adenauers Ehefrau, Deutschlands erstem Nachkriegs-Bundeskanzler.[11]

Doch kehren wir lieber zum Wesentlichen zurück. Es muss noch erwähnt werden, dass sowohl Dulles als auch McCloy Rockefeller-Anwälte waren. McCloy trat in Rockefellers Chase Manhattan Bank den Posten des Direktors an, nachdem er Deutschland verlassen hatte. Alle waren führende Mitglieder des schon vorgestellten Council on Foreign Relations (CFR), dessen Vorstandsmitglied McCloy schließlich von 1954 bis 1970 war. Sie wollen sicher noch erfahren, was das jetzt alles mit industrialisierter Tierhaltung, Umweltzerstörung und vegan zu tun hat?

2 Maschinen in Marsch setzen oder: Alles im braunen Bereich

Hinterher ist man zwar immer schlauer. Aber deutsch-amerikanischer Politiksprengstoff düngte den Boden mit, auf dem die Nazis ihre Diktatur errichteten

Der spätere Hochkommissar über Deutschland, McCloy, lebte sogar zeitweilig in Italien, um Mussolini mit Dollars zu versorgen.[1] Und die beteiligten Herren (Damen waren da nicht zu erkennen) wollten Geld verdienen: Das war ihre Aufgabe. »Ausdehnung ist alles« war wohl auch das Motto der bunten Hunde.

Im Ersten Weltkrieg hatte man ja schon die Erfahrung gemacht, dass die Lieferung von Ammoniak jede Menge Geld in die Konzernkassen fließen ließ. Kokettieren musste man also idealerweise mit einer politischen Bewegung, die nicht weiter abrüsten würde, sondern wieder aufrüstet. Je mehr Wiederbewaffnung, umso mehr Sprengstoff würde I.G. Farben produzieren können.

Jahre der Entscheidung hieß eine weitere Schrift von Oswald Spengler. Mir reicht schon die allererste Zeile des 1933 erschienenen Buches, um zu verstehen: »Niemand konnte die nationale Umwälzung dieses Jahres mehr herbeisehnen als ich.«[2] Das Buch endet mit diesen Sätzen: »Die Legionen Cäsars wachen wieder auf. Hier, vielleicht schon in diesem Jahrhundert, warten die letzten Entscheidungen auf ihren Mann. Vor ihnen sinken die kleinen Ziele und Begriffe heutiger Politik in nichts zusammen. Wessen Schwert hier den Sieg erficht, der wird Herr der Welt sein. Da liegen die Würfel des ungeheuren Spiels. Wer wagt es, sie zu werfen?«[3]

Wir kennen den Ausgang der Geschichte. Der Zweite Weltkrieg kostete Millionen Menschen das Leben. Aber übersehen haben wir bisher einen weiteren Würfel, den die von Spengler so genannten Cäsarentypen aufs Spielbrett der Weltgeschichte warfen. Im Sinne des Haber-Bosch-Verfahrens fasste man bei I.G. Farben ein wichtiges Ziel: die Agrarkartellierung. Was ist eigentlich genau ein Kartell? Es ist der Zusammenschluss von Unternehmen, die einerseits eigenständig bleiben und zugleich untereinander Preisabsprachen treffen, um so gemeinsam den Wettbewerb auszuschalten. Genauso ein Konstrukt war I.G. Farben ja selbst. Agrarkartellierung sollte dem Chemie-Kartell den vollen Zugriff auf einen vielversprechenden weiteren Absatzkanal ermöglichen: die Massenproduktion von Stickstoff für die Landwirtschaft. Das sollte die Struktur der deutschen Landwirtschaft straffen. Es sollte nicht mehr jeder Kleinbauer selbst entscheiden, was er will, oder seine Milch selbst vertreiben dürfen. Eine Abgabepflicht an größere Stelle war das Ziel. Und eine neue politische Regierung sollte auch bestimmte Düngeverfahren durchführen. Die erstrebte politische Veränderung sollte das Haber-Bosch-Verfahren endlich auch industriell auf Hochtouren bringen.

Die politische Figur, die man seitens der I.G. Farben hierzu herbeisehnte, waren nicht unbedingt Adolf Hitler und seine Partei. Zumindest stellen Historiker dies im Auftrag des Bundes der Deutschen Industrie (BDI) heute so dar. Als am Ende der Weimarer Demokratie Carl Bosch den größten inländischen Spendenscheck überhaupt an die Nazis unterschreibe sollte, tat er dies anscheinend nur widerwillig.[4]

Was vielleicht ein bisschen wie eine Verschwörungstheorie klingt, war seitens einiger Industrieller zumindest eine Förderung undemokratischer Ideen. So war der Reichsverband der Deutschen Industrie (RDI), glaubt man seinen heutigen Chronisten, als Vorläufer des heutigen BDI keineswegs eindeutig auf Seiten Hitlers und seiner Partei, der NSDAP. Dennoch erhielt Hitler aus fast allen relevanten Industriekreisen heraus ausreichend Geld für die letzte Wahlschlacht im Jahr 1933, nach der dann der Demokratie das Licht ausgeknipst wurde.

Von I.G. Farben kamen etwa 500 000 D-Mark.[5] Nach einer von der Deutschen Bundesbank erstellten Tabelle über Kaufkraftvergleiche entspräche die Spende heute etwa zwei Millionen Euro.[6] Man könnte es dabei belassen, muss sich aber schon fragen, ob uns der ganze dann erfolgte Machtantritt der Nazis nicht erspart geblieben wäre, wenn sich Teile der Industrie inklusive der I.G. Farben zurückgehalten hätten. Hinterher ist man natürlich immer schlauer. Immerhin notierte Goebbels in dieser Zeit mehrfach in sein Tagebuch, die Parteikassen seien leer.

Wenigen ist heute bewusst, dass sich der Stimmenanteil der Nazis bei den letzten noch freien Reichstagswahlen schon wieder im Sinkflug befand. Während Hitlers Propagandachef, Josef Goebbels, den Volksmassen »Arbeit und Brot« versprach und die I.G. Farben weiterhin mit »Brot aus der Luft« kokettierte, trug das Chemiekartell im Verbund mit anderen Industriekreisen auch mittels der Geldzuwendungen an die Nazis dazu bei, auch Wählerstimmen aus der Luft zu produzieren. Denn vor Hitler hatte kein einziger Politiker und keine andere Partei täglich Wahlkampfaufritte überall in Deutschland machen können. Hitler konnte es sich leisten, mit dem Flugzeug von einem zum nächsten Ort zu fliegen, die anderen Kandidaten konnten das nicht. Das Propagandaprogramm brachte Goebbels unverfroren auf den Punkt und hieß in den Pressemitteilungen der Partei: »Hitler über Deutschland.« Schließlich wurde Hitler zum Reichskanzler ernannt und im März die Demokratie endgültig abgewrackt.

Da dies ein Buch über die Bedeutung der veganen Idee ist, kürzen wir die Geschichte an dieser Stelle ab: Hitler und seine Partei halfen der I.G. Farben, ihre Ideen umzusetzen. Die Agrarkartellierung war eine der ersten Maßnahmen, die die neue Regierung umsetzte. Tatsächlich kam die I.G. Farben so auch schnell aus der wirtschaftlichen Schieflage heraus. Die NS-Landwirtschaftspolitik schuf dabei eine romantische PR-Fassade, die von vielen Bäuer*innen und großen Teilen der Gesellschaft aus meiner Sicht bis heute nicht ansatzweise durchschaut worden ist.

Die neue Regierung unter Hitler präsentierte bald die »10 Gebote der Erzeugungsschlacht«.[7] Schon die ersten drei Gebote zeigen, wie sehr der I.G. Konzern und das Haber-Bosch-Verfahren von Hitlers Machtübernahme profitierten sollten:

Das erste Gebot:
»Nutze Deinen Boden intensiv: Das raumarme Deutschland kann sich Extensität nicht leisten.«

Das zweite Gebot:
»Dünge mehr und dünge richtig! Wo mehr wachsen soll, werden auch mehr Stoffe verbraucht.«

Das dritte Gebot:
»Verwende stets einwandfreie Saat.«

3 Die Saat, die aufging: Heute düngen wir Deutschland und morgen die ganze Welt

Wie gemacht für Verschwörungstheoretiker.
Doch tatsächlich ist alles nicht nur bunter,
sondern auch komplexer

Gefeiert wurde das Haber-Bosch-Verfahren als historische Chance, alle Menschen satt zu machen. So wie das Nobelpreiskomitee es formuliert hatte. Doch über hundert Jahre später fällt die Bilanz erschreckend aus. Nüchtern betrachtet wurde über Jahrzehnte nicht nur ein bisschen mehr Tierfutter aus Luft damit gemacht, sondern überwiegend. Und damit verfärbt sich die schöne neue bunte Welt der I.G. Farben und ihrer größten Nutznießer in das tiefe Blutrot der zig Milliarden Tiere, die ihm indirekt zum Opfer gefallen sind.

Nebenbei bemerkt: Die kunterbunt-braune deutsch-amerikanische Partnerschaft zwischen I.G. Farben, Standard Oil und den erwähnten Netzwerken in der Nazi-Zeit trieb so manche Blüten. Haben Sie gewusst, dass gerade die Sojabohne ihren Siegeszug in der westlichen Welt in dieser Zeit startete? Und zwar als Großexperiment unter der Regie von I.G. Farben? Getreu des zweiten Gebots der Erzeugungsschlacht importierte die I.G. Farben den chemiegesteuerten Anbau von Pflanzen im Auftrag Hitlers gleich ab 1936 nach Rumänien und Bulgarien. Dort wurden gigantische Mengen Sojabohnen angepflanzt. Und es mag vielleicht verrückt klingen: Der Einmarsch der deutschen Truppen in Polen wurde als »Blitzkrieg« anscheinend auch dadurch möglich, dass deutsche Soldaten durch einen extra für sie entwickelten Sojabrei länger durchhielten – und dem Gegner damit überlegen waren. Frei nach dem Motto: Was Schweine im Stall kräftigt, kann auch den Soldaten, auch »Frontschweine« genannt, Durchhaltekraft verleihen. Um es klar zu sagen: Genau diese buchstäblichen Feldexperimente, die parallel auch in den USA begannen, sind der Beginn jener Massentierhaltung, die wir heute überwinden müssen. Das Haber-Bosch-Verfahren und der massive Sojaanbau sind für diese Massentierhaltung grundlegend. In den USA wurde zeitgleich so viel Soja angebaut und Fleisch produziert, dass man die Menge 1941 sogar zunächst staatlich stutzen musste.

Wir müssen sofort damit anfangen, diese historisch entscheidenden Hintergründe zu verstehen. Der Nazi-Begriff »Erzeugungsschlacht« mit seinen zehn Geboten ist leider die treffende Bezeichnung für das, was aus unserem Planeten gemacht wurde. Wir müssen jetzt darüber nachdenken, warum wir das alles nicht einmal sehen. Ich befürchte, es ist nicht nur unsere eigene Erziehung, nicht-vegane Lebensmittel für selbstverständlich zu nehmen, die uns daran hindert hinzusehen! Die Weltgeschichte bietet für den, der den Blick wagt, stets jene sogenannten Treppenwitze des Weltgeschehens, bei denen einem das Lachen im Halse stecken bleiben kann. Einer geht so: Ivy Lee ist einer der Erfinder der modernen PR. Lassen wir den *Spiegel* erklären, wie Lee seine Karriere begann:

»Einer der berühmtesten ›Public-Relations‹-Männer war Ivy Lee. John D. Rockefeller hatte ihn engagiert. Sein Auftrag: Die öffentliche Meinung über den als ›Blutsauger‹ verfemten Ölkönig zu ändern. Lee begann, Anekdoten über Rockefellers einfache Lebensweise zu verbreiten. Er ließ ihn durch bezahlte Schreiber als einen gottesfürchtigen, hilfsbereiten sowie freundlichen Mann schildern und gab ihm die Idee ein, sich von seiner Schuld gegenüber zahllosen zerstörten Existenzen durch riesige Wohltätigkeitsstiftungen loszukaufen.«[1]

Ich schließe mich keineswegs jenen sogenannten Konspirationstheoretikern an, die vieles verkürzen und in Familienmitgliedern der Rockefellers das »personifizierte Böse« sehen. Die Welt ist viel komplexer und man tut den Rockefellers unrecht, sie pauschal in

Haft zu nehmen für die Übel der Welt, und ich fasse mir lieber an meine eigene Nase. Dennoch sind wir meiner Meinung nach gut beraten, Fragen zu stellen und im weitergehenden Sinne auch richtige Antworten zu finden. Wir sollten uns fragen, wie sehr durch PR die Wirklichkeit der Welt verdreht wird. Wie konnte das, was alles kaputt macht, über lange Zeit als etwas Positives dargestellt werden? Das haben wir nicht allein Leuten wie Ivy Lee zu verdanken. Auch das wäre verkürzt. Wie gesagt: Hinterher ist man immer schlauer. Allerdings wäre die Menschheit auch das Gegenteil von schlau, wenn sie zurückliegende Fehlgriffe nicht gründlich und zügig korrigiert.

Im Zusammenhang mit Ivy Lee bleibt zu ergänzen, was die *New York Times* am 12. Juli 1934 auf Ihrer Titelseite brachte: »Ivy Lee, Berater der Nazis, erhielt 25 000 Dollar vom Farben-Kartell.«[2] Was für ein realer Treppenwitz der Weltgeschichte.

4 Never change a running system. Von der Grünen zur Veganen Revolution

> Grün ist eine Farbe mit zwei Gesichtern.
> Sie kann gesund sein und Leben erhalten –
> oder es bedrohen

Den Namen Norman Borlaug kennen Sie nicht? Er war Pflanzenpathologe. Den Beruf gibt es tatsächlich. Im Krimi der Ressourcenverschwendung spielt Borlaug eine ungemein wichtige Rolle. Dabei meinte er es gut. Mit dem bunten Wissen von I.G. Farben und den Rockefellers leitete er eine Revolution ein. Die Grüne Revolution, um genauer zu sein. Alles begann in Mexiko. Die dortige Regierung wollte ertragreichere Weizenernten. Das Haber-Bosch-Verfahren machte es möglich. Die Zutaten: Kunstdünger und der Anbau bestimmter Sorten. Borlaugs Erstversuch scheiterte noch halb. Der hochgewachsene Weizen trug nämlich so viele Früchte, dass die Halme abknickten. Die Ernte vergammelte auf dem Boden. Doch dann gelang der Durchbruch. Borlaug kreuzte die vorhandene Sorte mit einer, die ein paar Köpfe kleiner war. Er bekam sie aus Japan. Die Kreuzung hielt dem Wind stand und die Mexikaner konnten satt ernten. Sechs Mal so viel wie je zuvor. Arriba, andale! Norman Borlaug erhielt für diesen Geniestreich der Grünen Revolution den Nobelpreis. Und zwar den Friedensnobelpreis.

Nach Ansicht der Rockefeller-Stiftung war die von ihr geförderte Grüne Revolution »... in ihren Anfängen ein strategischer Akt der Philanthropie, der Experten, die Regierung und schließlich einheimische Wissenschaftler und Bauern in eine sorgfältig ausgearbeitete

Partnerschaft einbezog, die über viele Jahre geometrisch und absichtlich wuchs. Wissenschaft, Spenden und Marktkräfte spielten alle eine unabdingbare Rolle, aber alle wurden in erster Linie von einem philanthropischen Plan geleitet.«[1]

Dieser philanthropische Plan pflanzte sich zunächst in Indien und dann in fast ganz Asien fort. Hier steigerte sich die Getreideernte zwischen 1965 und 2005 von 385 Millionen auf atemberaubende eine Milliarde Tonnen. Eine unbestritten starke Leistung. Das freute nicht nur die Philanthropen, sondern auch die zu Saatgutkonzernen aufsteigenden Chemiegiganten.

Schon in der Beschreibung der Nobel-Preis-Jury wurde Borlaugs Leistung etwas relativiert. Der Terminus der Grünen Revolution »verzerre und vereinfache etwas die Tatsachen«. Warum das? »Die einzigen Kulturen, die bis zum heutigen Tag nennenswert betroffen sind, sind Weizen, Reis und Mais. Bei anderen Sorten, insbesondere Hülsenfrüchten, die für die Ernährung der getreideverzehrenden Bevölkerung unverzichtbar sind, gab es keinen nennenswerten Anstieg der Erträge oder der Produktion.«[2]

1970 konnten solche Aussagen aber die Leistung des Norman Borlaug nicht schmälern. Die Rückseite der Medaille ist der jahrzehntelange massive Einsatz von Düngemitteln und Chemikalien. Viele heimische Getreidearten sind verschwunden. Monokulturen haben die großen entstandenen Umweltprobleme noch verstärkt.

Laut dem Wissenschaftsmagazin *Science* hätten Entwicklungsländer ohne die Grüne Revolution 20 Prozent weniger eigene Erträge.[3] Aber was ist von einer solchen Berechnung wirklich zu halten? Oder besser gefragt: Ist sie zu halten? Aus Sicht der beteiligten Stiftungsmitarbeitenden und Wissenschaftler*innen war die Grüne Revolution ein sensationelles Beispiel für das, was beherzte Forschende, Führungskräfte und Philanthropen in kurz- und langfristigen Zeiträumen gemeinsam erreichen können.

Zugleich hat die Grüne Revolution Chemie- und Saatgutkonzerne stark gemacht und ihre Monopolisierung zu wenigen maßgeblichen

Weltkonzernen gefördert. Zuletzt setzte die Rockefeller-Stiftung verstärkt auf GMO-Saatgut, das nur mit Hilfe von viel und teilweise immer mehr Pflanzenchemie wächst und die Landwirtschaft von den Chemie- und Saatgut-Konzernen abhängig macht.

Der entscheidende Punkt aber ist ein bisher deutlich übersehener. Sie ahnen es schon. Das von der Rockefeller-Stiftung geförderte globale Projekt hat nämlich zugleich die globale Tierhaltung in ihrem gigantischen Ausmaß erst ermöglicht.

Und so muss man die glorreichen Zahlen des Triumpfes den nüchternen Zahlen ihrer weltwirtschaftlichen Ineffizienz gegenüberstellen. Verstehen kann man das freilich nur dann, wenn man den veganen Elefanten auch im geopolitischen Raum der Welternährung stehen sieht. Wie das?

Ein paar Kennzahlen, die uns hierzu vorliegen, reichen schon aus, um den unbestrittenen Erfolg der Grünen Revolution viel differenzierter darzustellen:

Wenn es sich, wie das Nobelpreiskomitee in seiner Würdigung schreibt, um Weizen, Mais und Reis handelt, so landen zwischen 34 bis 57 Prozent der globalen Weizenernten in den Futtertrögen von Milliarden Nutztieren. Bei Mais sind es sogar 75 Prozent. Der Erfolg bei Reis ist unbenommen, von ihm landen nur vier Prozent bei den Nutztieren.

Die von *Science* genannte Zahl von 20 Prozent weniger Erträgen bei Ausbleiben der Grünen Revolution relativiert sich durch den Verbrauch der Ernten für die Massentierhaltung also stark. Heute muss man sich die Frage stellen, ob die noch weiter gesteigerte massive Zerstörung der Umwelt und der daraus ebenfalls verstärkte Klimawandel das alles wert war.

Die Leistung der Grünen Revolution wird zwar rein technisch dadurch nicht geschmälert. Und die humane philanthropische Absicht auch nicht. Der Friedensnobelpreis war 1970 sicher gerechtfertigt. Heute aber müsste man den Friedensnobelpreis jenen verleihen, die unser Weltwirtschaftssystem ganz neu ordnen und es auf eine Weise veganisieren, die die Strukturen der Konzerne mehr in einen welterhaltenden statt einen eher weltzerstörenden Dienst stellen. Ernten für alle Menschen sind auch dank des Haber-Bosch-Verfahrens problemlos möglich. Die effiziente vegane Nutzung könnte helfen, die Böden und Gewässer zu entlasten und das Klimaproblem in den Griff zu bekommen. Der Gesundheit der Menschen würde das guttun, ganz zu schweigen davon, dass man das Tierleid endlich beendet.

Allerdings müssten dann auch die Rockefeller-Stiftung und ihre Partner*innen sich noch mehr bewegen und dabei die Weltziele neu ausloten. Mithelfen müssen wir allerdings alle. Der »Great Reset« ist das richtige Stichwort.

Wenige Jahre nach der Jahrtausendwende beschloss die Rockefeller-Stiftung die Erweiterung der Grünen Revolution auf Afrika, insbesondere die Länder südlich der Sahara. Sie begründet das humanitär: »Die Ergebnisse [der Grünen Revolution C. V.] waren ebenso gewaltig wie beispiellos, aber sie waren nicht universell. Die Grüne Revolution machte vor Afrika halt, obwohl Hunger und harte, unbeständige Landwirtschaft nicht auf einen Kontinent beschränkt sind. Aber die Grüne Revolution hat auch alle anderen Teile der Welt mit einem einheitlichen Segen beschenkt.«[4]

Der Name der Erweiterung lautet: »The New Green Revolution in Africa«, abgekürzt AGRA. Die Zutaten lauten wieder einmal: Dünge mehr und baue die »richtigen« Getreidesorten an. Diesmal am besten gleich GMO-Saatgut, von Bayer/Monsanto oder den beiden anderen großen übriggeblieben und noch nennenswerten Anbietern. Für die neuste Ernährungsschlacht liefern sie die bekannte Munition: Saatgut, Düngemittel, Pestizide.

Die Kommandozentrale ist wie in der Vergangenheit die Rockefeller-Stiftung. Sie hat mit der Bill-und-Melinda-Gates-Stiftung einen neuen Partner gefunden. Millionen Tonnen Pestizide, Herbizide, Fungizide und weitere chemische Mittel wurden auf Afrikas Böden ausgebracht. Auch ökologische Massenvernichtungswaffen sind dabei. Viele davon, wie Cyanamid, Acetochlor und Tepraloxydim, sind in der EU längst verboten, aber in Afrika ungehindert im Einsatz. Nicht nur Böden und Tiere leiden darunter, Insektenarten werden ausgerottet, und auch »rund 41 Millionen Menschen werden Opfer unbeabsichtigter Pestizidvergiftungen«, teilt das Pestizid-Aktionsnetzwerk (PAN) mit.[5]

Selbstverständlich entwickelt sich Afrika auch zum Absatzgebiet für Glyphosat. In der neuen Grünen Revolution kommt GMO-Saatgut in die Böden, das nur in Kombination mit der Monsanto-Erfindung funktioniert. Da ein Verbot in Europa abzusehen ist und die Landwirtschaft in Nordamerika nicht weiterwachsen kann, erscheint Afrika als Gelegenheit, buchstäblich wieder Boden zu gewinnen.

Unterstützt werden die beiden Stiftungen auch vom deutschen Entwicklungshilfeministerium und von Teilen der UNO, die sich doch zugleich zunehmend über finanzielle Abhängigkeiten von Stiftungen und der Privatwirtschaft beklagen. So erklärt sich auch ihre aus ihnen heraus laut werdende gleichzeitige Kritik. Personell gilt auch hier die Drehtürpolitik: Verantwortliche wechseln die Seiten. Ex-UNO-Chef Kofi Annan wurde beispielsweise Vorstand der AGRA.

Nicht nur in Mexiko, Indien, weiten Teilen Asiens sowie in Europa und Amerika war der Umgang mit der Natur zerstörerisch. Der jahrzehntelange Dauerbeschuss der landwirtschaftlichen Flächen mit Giften und Dünger hat beinahe eine Kapitulation der Natur erzwungen. Er zerstört den Amazonas und verändert gefährlich unser Klima. Der vegane Elefant steht … Sie wissen schon.

Und was macht hier eigentlich Bill Gates? Ist er nicht ein ausgesprochener Freund veganer Fleischalternativen? Hat er nicht Millionen in Unternehmen wie Beyond Meat investiert? Allerdings erklärte Gates vor Jahren erstaunlich offen, ein ganz großer Freund von Fleisch, Milch und Eiern zu sein. Es biete nämlich gerade Kindern und Jugendlichen enorm viel Energie. Das können Sie auf seinem persönlichen Blog nachlesen.

Damit wäre er in Afrika genau richtig. Nirgendwo leben so viele Heranwachsende wie hier. Tendenz weiter steigend. »Fleisch ist eine großartige Quelle für hochwertige Proteine, die Kindern helfen, sich geistig und körperlich voll zu entwickeln. Ein Teil der Gesundheitsstrategie unserer Stiftung besteht darin, mehr Fleisch, Milchprodukte und Eier in die Ernährung von Kindern in Afrika zu integrieren«,[6] schreibt Gates passend dazu.

Hat Bill Gates deshalb Gelder seiner Stiftung direkt bei BASF, Bayer und Co. angelegt? Lassen wir den Philanthropen Bill Gates noch einmal selbst zu Wort kommen: »Um auf die Frage zurückzukommen, wie wir genug Fleisch produzieren können, ohne den Planeten zu zerstören, wäre eine Lösung, die größten Fleischfresser (Amerikaner und andere) zu bitten, die Produktion um bis zur Hälfte zu reduzieren. Obwohl es möglich wäre, die Menschen in den reicheren Ländern dazu zu bewegen, weniger zu essen oder auf weniger intensives Fleisch wie Hühnchen umzusteigen, halte ich es nicht für realistisch, von einer großen Zahl von Menschen eine drastische Reduzierung zu erwarten.«[7]

Wie meinte doch CFR-Mitglied Peter Thiel? Spengler sei immer noch, trotz aller Irrungen und Wirrungen, ein Prophet. Expansion ist und bleibt eben alles? So essen wir selbst also einfach ein bisschen weniger – und die Afrikaner*innen wetteifern uns nach. Damit alle denselben »Standard« genießen. Unter solchen Umständen erhält die Frage vegan oder nicht vegan also eine neue Dimension mit weltpolitischem Ausmaß.

Doch auch der klassische Business-Blues »Never change a running system« geht einmal zu Ende. Der Journalist John Vidal veröffentlichte 2010 im britischen Guardian einen interessanten Artikel zur Bill-und-Melinda-Gates-Stiftung.[8] Kurz zuvor war bekannt geworden, dass die Stiftung soeben 500 000 Monsanto-Aktien gekauft hatte. Peanuts. Diese 23 Millionen US-Dollar sind – in den Worten Vidals – »für Bill und Melinda nur Kleingeld«. Bekannt ist, dass man offenbar gentechnisch verändertes Soja in Afrika anbauen wolle. Vidal beklagte, dass die Stiftung »nie offen über ihre Vision für die Landwirtschaft in den ärmsten Ländern der Welt oder die Rolle umstrittener Technologien wie Gentechnik« war. Dabei kann ich allerdings Vidal nicht folgen. Denn die Gates-Stiftung hat sich zu den Zielen der AGRA offen bekannt.

Ein Jahrzehnt später fällt die Bilanz der AGRA schlimmer aus, als selbst Kritiker*innen befürchtet hatten. Vidal hatte bemerkt, dass »das Modell der Vereinigten Staaten von Amerika mit seiner extensiven Hightech-Landwirtschaft für den größten Teil Afrikas ungeeignet ist und nicht im Namen der ›Ernährung der Welt‹ den ärmsten Bauern aufgezwungen werden sollte«.[9]

Steht nun die Gates-Stiftung für die Colors of Destruction, ganz im Sinne der I.G. Farben? Geht es eher um den Absatz von Saatgut, Pestiziden und Düngemitteln und darum, möglichst viele Futtermittel anzubauen? Oder darum, wie die Rockefeller-Stiftung meinte, dass auch Afrika endlich eine Chance auf mehr Wohlstand bekommt? Durch den Einsatz der Philanthropen? Oder sollen gar Afrikaner*innen, wie Bill Gates das auf seinem Blog forderte, Fleisch, Milch und Eier essen?

»Wer die Vergangenheit nicht kennt, hat keine Zukunft«, meinte schon Wilhelm von Humboldt.[10] So stehen wir jetzt am Scheidepunkt. Egal, wie wir es historisch einordnen. Nüchtern wirtschaftlich, wissenschaftlich-humanitär bewegt oder kritisch ökologisch betrachtet. Wir müssen fragen: Wohin wollen wir? Als gesamte Menschheit?

Heute ist die Bilanz der New Green Revolution in Africa ernüchternd. Nicht nur, weil hier die nächste nicht-vegane Abrissbirne über dem nächsten Kontinent wütet. Auch in sozialer Hinsicht:

»›AGRA wollte durch den Einsatz von chemisch-synthetischen Düngemitteln und industriell gezüchtetem Saatgut Erträge und Einkommen für Kleinbauern und -bäuerinnen verdoppeln und ist damit gescheitert‹, kritisiert Lena Bassermann, Agrarexpertin von der Entwicklungsorganisation INKOTA. Angesichts der Ergebnisse der Studie muss die Bundesregierung konsequent umsteuern und jede politische und finanzielle Unterstützung für AGRA unterlassen. Stattdessen sollte sie Agrarökologie und das Menschenrecht auf Nahrung als Kompass für ihre Politik nehmen.«[11]

Und nun?

5 Rainbow Warrior

Unsere Welt befindet sich in einem globalen Transformationsprozess. Leicht modifizierte Prinzipien und Verfahren können schon viel bewegen

Hätte Oswald Spengler an Bill Gates seine Freude gehabt? Bill Gates entspricht ja ein bisschen dem beschriebenen Cäsaren-Typen. Er erfüllt mit der Ausbreitung seines Microsoft-Imperiums das Motto »Ausdehnung ist alles«. Und vielleicht erfüllt er es auch mit seiner Stiftung.

Hatte Spengler recht, als er schrieb, es ginge »ausschließlich um finanziellen Gewinn«? Zumindest in der Nachfolge der I.G. Farben und der Grünen Revolution läuft die Stiftungsarbeit nicht ganz wie geplant. Außerdem gibt es noch keinen Planeten B. Auch dem schärfsten Löwen unter dem Regenbogen der Zerstörung muss klar sein, auf welcher Reise wir uns gerade befinden. Die ganze Welt würde ohne Veränderungen und Neubeginn immer weiter zerstört. Und zwar überwiegend, weil einige Schlüsselindustrien aus der Öl-, Chemie-, Saatgut- und Pharmaindustrie sich seit Erfindung der Ammoniak-Synthese auf cäsarische Art und Weise zugleich segensreich und zerstörerisch verbunden haben. Hier wurde so viel Macht angehäuft und verknüpft, dass sich gewählte Abgeordnete nicht immer trauen, laut und deutlich Nein zu sagen.

Märchenhaft, wie bei des Kaisers neuen Kleidern. Sie erinnern sich: Der Begriff Kaiser leitet sich von Cäsar ab. Glauben wir wirklich manch Mächtigen aus Mangel an Zivilcourage ihre cäsarenhaften

Märchen vom Erfolg ihrer Leistungen? Ja, ist es so einfach? Oder ist die Welt viel komplexer? Gibt es eben zwei Seiten der Medaille? Hängen wir alle selbst mit drin?

Sind denn die Cäsaren das Problem? Oder wir alle? Sind wir nicht alle irgendwie löwenartig? Mal gefräßig, mal faul? Im Denken und im Handeln? Was meinte der große John Stuart Mill mit der »Tyrannei der Mehrheit« und der »Tyrannei der Gewohnheiten«?

Sehr schnell findet man in der Weltgeschichte »die Schuldigen«. Aber nur die Allerwenigsten davon sind per se die Feinde der Menschheit. Wer in solchen Kategorien denkt und anderen die Schuld gibt, schafft keinen Frieden, bringt meistens keine Lösung und erzielt selten Fortschritt. Die anderen unterstellte arrogante Gedankenfaulheit des Fleischfressens ist eventuell tatsächlich gerade noch dabei, unseren Planenten zu zerfressen. Vielleicht haben auch die absurden Ideen des »Propheten« (so Peter Thiel) Oswald Spengler dazu beigetragen, dass einige meinen, sie hätten das Recht dazu. Damit würden sie immerhin auch viel von dem untergraben, was die Menschheit ausmacht: Weisheit, Güte, Vernunft, basierend auch auf der Aufklärung und der Nächstenliebe. Auf dem, was hoffentlich jeder Vater, jede Mutter der nächsten und übernächsten Generation wünscht.

Wie schnell nur könnten wir die Welt retten, wenn Bill Gates innerlich, analog zu Spenglers Ausführungen, vom Löwen zum Elefanten werden würde? Wenn die Nachfolger der I.G. Farben sich in den Dienst der Regenbogen-Kämpfer für den Umweltschutz stellten? So wie sie sich in den 1980er-Jahren nannten: Rainbow Warriors. Krieger des Regenbogens. Übrigens bezugnehmend auf ein altes indigenes Sprichwort: »Erst wenn der letzte Baum gerodet, der letzte Fluss vergiftet, der letzte Fisch gefangen ist, werdet ihr merken, dass man Geld nicht essen kann.«[1] Dieses Sprichwort würde sich wohl leider dann bewahrheiten, wenn der Ruf des veganen Neunanfangs verschallen würde, oder besser gesagt: wenn wir die vegane Revolution vermasselten. Das betrifft uns dann nämlich alle. Die Story der Veganen Revolution könnte und wird hoffentlich aber ganz anders laufen.

Die Selbstheilungskräfte der Welt stecken auch in der Menschheit selbst. In uns allen. In den Cäsaren ebenso. In den märchenhaft Nackten und denen, die wirklich was an(sich)haben.

Was, wenn nicht entweder Darwin richtig liegt oder Spengler – sondern beide zugleich? Oder ist uns das zu kompliziert? Den Gedankenluxus beider Möglichkeiten sollten wir uns leisten. Vielleicht wird er schon Wirklichkeit, wenn das Versprechen vom großen Reset von ausreichend vielen mitgetragen wird. Dafür bedarf es der Mitarbeit aller Staekholder des Planeten. Also von Ihnen und von mir. Vegan zu essen, sich vegan zu kleiden und vegan zu leben, ist dabei ein dauerhafter und wirksamer Dauerbeitrag, den wir alle gemeinsam leisten können.

Oswald Spengler könnte, wie Thiel meinte, immer noch recht haben – bei allen Irrungen und Wirrungen. Zum Glück sehen wir heute manches anders als vor einhundert Jahren.

Ein Cäsar wie Bill Gates notiert 2021: »Aber wir können den Fleischkonsum einschränken, ohne auf den Genuss zu verzichten. Eine Option ist Fleisch auf pflanzlicher Basis: pflanzliche Produkte, die auf unterschiedlichste Arten so verarbeitet sind, dass sie den Geschmack von Fleisch imitieren. Ich habe mich als Investor bei zwei Unternehmen betätigt, die heute schon pflanzlich basierte Fleischprodukte auf dem Markt anbieten, deshalb bin ich logischerweise voreingenommen. Ich muss aber auch sagen: Künstliches Fleisch ist ziemlich gut. Richtig zubereitet, ist es ein überzeugender Ersatz für Rinderhackfleisch. Und alle diesbezüglichen Alternativen sind besser für die Umwelt, denn sie verbrauchen deutlich weniger Wasser und Land, und es fallen weniger Emissionen an.«[2]

Das schreibt Bill Gates in *Wie wir die Klimakatastrophe verhindern*. Und warum sind vegane Alternativen jetzt so wichtig? Gates schreibt: »Für die Produktion dieser Alternativen wird außerdem weniger Getreide gebraucht, damit sinkt auch der Druck zur Massenproduktion von Nutzpflanzen und zum Einsatz von Dünger. Und es ist ein enormer Segen für das Tierwohl, wenn weniger Nutztiere in kleinen Käfigen gehalten werden müssen.«[3] Das klingt zum Glück schon ganz anders als in seinen Blog-Einträgen von 2015.

Lieber also echte Cäsaren, die sich weiterentwickeln, als Neros, die sogar ihre eigene Stadt in Brand stecken lassen. Cäsaren können sich anpassen. Sie denken strategisch und entwickeln sich weiter. Das gilt auch für die Technik und für Anwendungen. Seit Neuestem wird das geringfügig angepasste Haber-Bosch-Verfahren als Lösung für neuen Treibstoff für unsere Containerriesen genutzt. So können uns unsere globalen Lebensadern also erhalten bleiben. Mithilfe von erneuerbarer Energie und des angepassten Haber-Bosch-Verfahrens entsteht fortan aus erneuerbarem Strom Ammoniak und ersetzt das klimaschädliche und Feinstaub verursachende Schweröl. Spätestens damit reiht sich die I.G. Farben-Erfindung in den bunten Reigen der Rainbow Warriors ein. Und wissen Sie was? Diese Art der Weiterentwicklung entspricht exakt dem wissenschaftlichen Prinzip. Hoffnung also ist begründet. Und die von Darwin erwartete edelste Tugend kann ebenso ihre Reise um die Welt antreten. Die von Thiel angesprochenen Irrungen beiseitegelassen, könnte Spengler tatsächlich auch weiterhin der Prophet bleiben: Ausdehnung ist alles, vor allem bei der Empathie mit dem, was lebt.

IX
HEILUNG

1 Cancel-Culture oder Cancer-Culture

Selbstverständlichkeit wurde so hermetisch verschlossen, dass schon einfachste Zusammenhänge nicht gesehen wurden

Wie schnell canceln wir heute unliebsame Gedanken, die uns, trotz aller Meinungsfreiheit, nicht passen? Die einen sind besorgt darum, dass sogar noch Comedy und Satire zu hart für die Stabilität einer gerechten Gesellschaft seien, andere, nicht nur Populist*innen, sondern auch Liberale, sehen die Meinungsfreiheit in Gefahr. Aus den Vereinigten Staaten schwappte die sogenannte Cancel-Culture zu uns herüber und es gibt Politikwissenschaftler*innen, die davon überzeugt sind, dass sie auch in Europa nicht nur bleiben, sondern sich weiter verstärken würde.[1] Mir fällt bei solchen Entwicklungen die Einseitigkeit der Empörungsmechanismen auf. Wie viele der Menschen, die andere ernsthaft dazu zwingen wollen, dass eine Kabarettistin nicht mehr auftreten darf, beteiligen sich an der Zerstörung ihres eigenen Planeten? Wenn viele von ihnen schon kein Mitgefühl mit Milliarden Tieren verspüren können – sind sie denn zum Canceln ihrer eigenen Verbrauchsgewohnheiten bereit?

Nun ist das alles aber keine politische Einbahnstraße. Während Humor politisch von links begrenzt wird, schreien nicht wenige der Betroffenen sofort auf, wenn auch nur eine Gesundheitswarnung verbreitet wird, die auch ihre eigene Gesundheit betrifft. Als die Weltgesundheitsorganisation (WHO) eine Langzeituntersuchung der Harvard School of Public Health in Boston veröffentlichte und nicht-vegane Wurst als krebserregend einstufte, empörten sich viele reflexartig.[2] Nicht nur in den sozialen Medien versuchten viele die Nachricht mit Nachdruck zu canceln. Unter ihnen auffällig viele, die vor einer Cancel-Culture warnen. Canceln müssen wir nicht die Kultur, sondern die Tierhaltung mit all ihren Ausuferungen. Wir werden Veganer*innen und essen bewusst vegane Lebensmittel.

Das Gesundheitsthema gehört zu den umstrittensten Themen im Umfeld der veganen Ernährung. Es ist ein kommunikatives Minenfeld sondergleichen. Ganz gleich, wie überzeugend die wissenschaftlichen Ergebnisse von Studien sind, es wird gecancelt, was das Zeug hält. Erträgt unsere demokratische Öffentlichkeit überhaupt offene Fragen zu den Themen Ernährung und Krankheit? Welche Fragen könnte man stellen? Sind Pharmakonzerne, die schon Milliarden an der Nutztieren zugeführten Medizin verdienen, überhaupt glaubwürdige Paten für die Frage, ob nicht-vegane Nahrung bestimmte Krankheiten begünstigt? Stehen Chemiekonzerne und große Stiftungen einer gründlichen Aufbereitung dieser Fragen nicht schon seit Jahrzehnten im Weg? Ist es vermessen, am guten Willen öffentlich zu zweifeln? Immerhin kann man verstärkt feststellen, dass sich der Gesundheitszustand von Menschen, die an Krebs, koronaren Herzerkrankungen, Multipler Sklerose oder Adipositas leiden, oft stark bessert, wenn sie ihre Ernährung auf vegan umstellen. Das heißt nicht, dass Veganer*innen nicht an Krebs erkranken können. Das wäre ebenso verkürzt, wie die gesundheitlichen Bedenken gegenüber nicht-veganen Lebensmittel aus Bequemlichkeit oder Shareholder-Interessen einfach vom Tisch zu canceln.

Immer wieder hört man im Zusammenhang mit veganer Ernährung von der China Study. Sowohl einige Veganer*innen als auch ihre erbittertsten Widersacher*innen outen sich in Gesprächen darüber, dass sie das zugrunde liegende Buch gar nicht gelesen haben. Denn es handelt sich dabei nicht um eine Studie – wie der Name vermuten ließe –, vielmehr ist es eine interessante Zusammenfassung jahrzehntelanger Beobachtungen über bestimmte Zusammenhänge. Ich versuche es kurz auf den Punkt zu bringen: Als in den 1970er-Jahren der Ministerpräsident der Volksrepublik China an Krebs erkrankte, lud er die internationale Wissenschaftscommunity ein, dem Hintergrund der Erkrankung auf den Grund zu gehen. Damals begann China erst mit der Öffnung. Das riesige Reich der Mitte war noch kein Hightech-Land wie heute. Der Lebensstandard war eher bescheiden und in weiten Teilen des Landes im Grunde vegan. Doch bedingt durch die Öffnung zog der westliche Lebensstil mit einem hohen Konsum tierischer Nahrungsmittel in die Volksrepublik ein.

Den Zuschlag, diese Entwicklung über viele Jahre intensiv zu beobachten, erhielten Top-Forscher*innen aus aller Welt, darunter welche aus Oxford und der Elite-Hochschule Cornell im Bundesstaat New York, eine der führenden Universitäten für Epidemiologie. T. Colin Campbell, Epidemiologie-Professor, erhielt den Zuschlag und beteiligte sich auf amerikanischer Seite an einer nun einsetzenden Langzeituntersuchung, die China-Studie genannt wurde. Es sollte die bisher umfassendste weltweite Beobachtung der Änderung von Ess- und Lebensgewohnheiten sein. Allein die Auswertung zog sich über viele Jahre hin.

Professor Campbell, der später gemeinsam mit seinem Sohn das Buch die *China Studie* schrieb, ist zu verdanken, dass die Welt überhaupt davon erfuhr. An Campbell ist bemerkenswert, dass er in den 1970er-Jahren selbst an die Segnungen von Kuhmilchprodukten und Fleisch glaubte. Er stammte aus einem Farmbetrieb. Im globalen Süden erforschte er die von ihm vermutete gesundheitsfördernde und den Hunger bekämpfende Wirkung von Tierprodukten. Allerdings entdeckte er, dass sich der Gesundheitszustand dort zu Ungunsten der Menschen entwickelte. Schnell mehrten sich Krankheiten, die man bisher nur im Westen kannte. Die Entwicklung in China war für Campbell ein Weckruf.

Dazu müssen wir noch eine Geschichte erzählen, die oft übersehen wird, aber aufschlussreich ist. Denn auf Campbells Beobachtungen fußen in den Vereinigten Staaten einige erfolgreiche Therapien.

Einer der prominentesten Patienten ist der ehemalige US-Präsident Bill Clinton, der eine koronare Herzerkrankung erlitt und bis auf ein kleines Stückchen Fisch zu Weihnachten auf Anraten seiner behandelnden Ärzte auf eine vegane Ernährung umgestellt wurde. Clinton nahm dadurch stark ab und wurde wieder gesund.

Vor~~ur~~teil

Vorurteil:

Pflanzliches Protein ist weniger wertvoll als tierisches.

Vorteil:

Es ist weniger schädlich. Der berühmte Epidemiologe Prof. Colin T. Campbell ist davon überzeugt, dass Tierprotein viele der Zivilisationserkrankungen begünstigt und der Umstieg auf Pflanzenprotein sie unter Umständen sogar heilen kann.

2 Prof. Colin Campbell über Tierprotein

Gut möglich, dass von dem hier Interviewten später einmal Denkmäler errichtet werden. Vielleicht gerade deshalb, weil seine Ansichten so umstritten sind

Christian Vagedes: Herr Prof. Campbell. Sie haben entdeckt, dass Tierprotein Krebs, koronare Herzerkrankungen, Multiple Sklerose und Adipositas begünstigt. Sie nennen diese Erkrankungen auch Überflusskrankheiten. Das bedeutet?

Prof. Colin Campbell: Überflusskrankheiten sind jene, die in wirtschaftlich wohlhabenderen, in der Regel westlichen Staaten viel verbreiteter sind als im übrigen Weltdurchschnitt.

CV: Sie vergleichen den Kontrast zwischen Tier- und Pflanzenprotein in Ihrem Buch *China Studie* mit einem Lichtschalter.

CC: Wenn der gesamte Proteinbedarf durch Tierprotein aufgenommen wird, steigert dies das Risiko von Überflusskrankheiten. Die ideale Menge des benötigten Proteins kann durch eine vollwertige pflanzliche Ernährung sehr einfach gedeckt werden. Es besteht ein direkter Zusammenhang zwischen einer tierproteinhaltigen Ernährung und den genannten Erkrankungen. Tierprotein hat eine direkte Auswirkung, und sobald es fehlt, bietet es zugleich Schutz.

CV: Heißt das, dass die Aussage »Tierprotein fördert schwere Erkrankungen, Pflanzenprotein dagegen fördert die Gesundheit« wissenschaftlich abgesichert ist?

CC: Eine große Anzahl vielfältiger wissenschaftlicher Beweise zeigt diesen Effekt.

CV: Konsequenterweise müsste man doch dann von Seiten der Staaten jegliche Förderung aller Tierprotein-Produkte unterbinden und Pflanzenkost fördern.

CC: Dem stimme ich voll zu. Ein einfacher Regierungsbeschluss würde zwar sicher nicht ausreichen, da ja manch andere soziale und wirtschaftliche Maßnahme hier heftig aufeinanderprallten. Ich glaube allerdings schon, dass es die Aufgabe einer Regierung ist, die Wahrheit zu sagen, außerdem die Informationsverbreitung gegenüber ihren Bürgern zu fördern und zu stärken, denn sie haben ein Recht darauf, frei darüber zu entscheiden, welche Ernährung in ihrem besten Interesse liegt.

CV: Gegner Ihres Buches behaupten, dass Sie die erhöhte Magenkrebsrate in China unerwähnt ließen, und behaupten, Ihre statistischen Auswertungen seien reduktionistisch.

CC: Die hohe Magenkrebsrate – das ist die am meisten anerkannte Erklärung hierfür – wird in erster Linie einer Infektion durch den Erreger namens Helicobacter Pylori zugeschrieben. Dieser dringt durch den Verzehr von Nitrat und Nitrit in das Magenumfeld ein. Demzufolge sollte in Forschungsuntersuchungen danach und nach ähnlichen Faktoren »kontrolliert« werden, und wenn diese auftauchen, so ist der Ernährungseffekt einfach zu erkennen. Eine ähnliche ernährungsbedingte Erklärung existiert für andere Krebsarten, die durch bakterielle und virale Erreger ausgelöst werden.

CV: In Deutschland empfiehlt die eng mit der Fleisch- und Milchindustrie zusammenarbeitende Deutsche Gesellschaft für Ernährung (DGE) immer noch den täglichen Konsum von Fleisch und Milch. Wenn doch beides Krebs und weitere Überflusskrankheiten begünstigt, und zwar nachweislich: Ist das dann nicht sogar besonders fahrlässig?

CC: Ich sehe keinerlei ernährungsbedingten Grund für den Verzehr von Fleisch und Milch. Es sollte unbedingt erwähnt sein, dass in dem Moment, wenn Fleisch, Fisch, Milch und Eier aus der Ernährung Herzerkrankter und Diabetiker weggelassen werden, diese Krankheiten sich sogar zurückentwickeln werden, und zwar fortsetzend dauerhaft zurückentwickeln, solange wie man dann bei dieser Ernährung bleibt.

CV: Die DGE behauptet auch, »Kinder brauchen eine ausgewogene Ernährung, um gesund aufzuwachsen. Die Zellmasse muss bei Kleinkindern erst aufgebaut werden, dafür sind tierische Stoffe notwendig.« Spricht aus Ihrer Einschätzung heraus etwas gegen die vegane Ernährung bei Kleinkindern, Kindern und Jugendlichen? Oder sind Kinder durch Tierprotein nicht ebenfalls gefährdet?

CC: Ich kenne keinen einzigen Beleg dafür, dass Kleinkinder und Heranwachsende Fleisch, Milch, Fisch oder Eier für ihre Gesundheit brauchen. Tatsächlich sehen wir allerdings immer mehr den Hinweis darauf, dass frühzeitige Herzerkrankungen sogar schon bei immer jüngeren Kindern auftreten, die Fleisch und Milch, also die typische westliche Ernährung, konsumieren. Stattdessen haben aber Kinder, die sich ausschließlich vollwertig pflanzlich ernähren, eine ausgezeichnete Gesundheit. Meine eigenen Enkel eingeschlossen, die immer hervorragende Sportler waren und jetzt mittlerweile Hochschulstudenten sind.

CV: Hat sich der Einfluss von Konzerninteressen auf die Wissenschaft in den vergangenen Jahren verändert?

CC: Ich bin kein Arzt, sondern ein Professor für Biochemie der Ernährung, die auch biologische Medizin genannt wird. Ich hielt oft Vorlesungen in medizinischen Fakultäten und in meinen früheren Jahren wurden Medizinstudenten sehr oft dazu verpflichtet, an meinen höheren Kursen in Ernährungs-Biochemie teilzunehmen. Meine Karriere hat niemand gestoppt. Ich hatte sehr lange den höchsten professoralen Rang, mit einer unkündbaren Vollprofessur und einem Stiftungslehrstuhl, benannt nach einem ehemaligen Präsidenten der Cornell Universität. Ja, der Konzerneinfluss auf meinem Gebiet ist allerdings erheblich, einschließlich der Entscheidung darüber, welcher Forschungsbereich gefördert und welche Art der Ernährungs- und Gesundheitspolitik entwickelt wird.

CV: Sicher ist es schon begrüßenswert, wenn man weniger Tierprodukte isst, aber schützt Flexitarismus wirklich vor den Krankheitsgefahren?

CC: Mich kümmert der Terminus Flexitarismus nicht, denn er wird viel zu oft als Ausrede gegen eine vollwertige pflanzenbasierte Ernährung missbraucht. Ich kümmere mich ja auch nicht darum, ob ich einen etwas kleineren Herzanfall oder ein bisschen weniger Krebs bekomme.

CV: Wie weit hat sich in den USA denn das Wissen um das Tierprotein und die Vorteile der veganen Ernährung im Sinne Ihrer Arbeit schon herumgesprochen?

CC: Ich bin in mehrerlei Hinsicht zufrieden und in der Tat erstaunt über die Entwicklung hin zu einer vollwertigen pflanzlichen Ernährung, gerade in den letzten Jahren.

CV: Welche Ratschläge haben Sie für Menschen, die sich engagieren möchten und Ihre Gedanken weiterverbreiten wollen?

CC: Einfach ausprobieren und vielleicht auch mit mehreren zusammen in einer Gruppe. Gut ist es, wenn klinische Untersuchungen vor und nach dem Experiment gemacht werden. Die meisten Menschen sind über ihre traditionellen Vorstellungen hinaus erstaunt – wenn sie die vegane Ernährungsweise korrekt anwenden, das heißt vollwertig und ohne Fertigprodukte, die viel Salz, Zucker und Fett enthalten.

3 Exkurs: Kimba. Der weiße Löwe

In der Welt der Fantasie
werden die Dinge oft schon
früher sichtbar

Eine merkwürdige Seltsamkeit sei nicht unterschlagen: 1950 erschien in Japan die Manga-Serie *Kimba, der weiße Löwe*. Im japanischen Original lautet der Titel Janguru Taitei, was auf Deutsch Dschungelkaiser bedeutet. Die Serie wurde verfilmt und war Japans erste Manga-Serie in Farbe und wurde in 52 ersten Episoden im Fernsehen ausgestrahlt. Deutschland sendete sie erstmals im Jahre 1977.

Halten Sie sich fest: Kimba, der weiße Löwe, ist der Sohn des großen afrikanischen Löwen mit Namen Cäsar. Da sich die Menschen gegenüber den Tieren immer schlimmer verhalten, kehrt Kimba zurück nach Afrika, um sie zu retten. Da kommen also der Löwe und der Cäsar wieder ins Spiel. Aber Sie können sich an dieser Stelle gar nicht vorstellen, wie sehr …

Das Besondere an Kimba ist seine Konsequenz. Er schafft folgerichtig das Fleisch ab, doch das führt zu Konflikten: »Der mürrische alte Löwe Klaue hat die vegetarische Ernährung in Kimbas Dschungelreich satt. Deshalb zettelt er einen Aufstand an. Kimba hat nur eine Chance: Er muss den Kitzelwitzelbaum finden. Denn aus seinen Blättern – so sagt man – lässt sich ein sensationeller Fleischersatz herstellen.«

Heute ist *Kimba der Löwe* in vielerlei Hinsicht aktueller denn je. Transformation ist das Gebot der Zeit, auch, zumindest gedanklich, die des Löwen. Löwen und Elefanten können Freunde sein. Und gemeinsam die Welt retten. Dass Bill Gates kein mürrischer alter Löwe wie Klaue ist und dass er den sensationellen Fleischersatz nicht verhindern will, sondern in ihn investiert, ist ein gutes Zeichen der Hoffnung.

4 Außenansicht II

Ob das Universum wirklich größer ist
als die menschliche Dummheit,
werden wir hoffentlich noch herausfinden

Eine aktuelle wissenschaftliche Auswertung über den Erde genannten Planeten liegt jetzt vor. Der Föderation war unklar, wie die führende Lebensform (Mensch) jedes Jahr Dutzende Milliarden ähnlicher biologischer Lebensformen (etwa Schweine, Rinder und Hühner) töten kann, um sie zu essen. Vor allem rätselten auf mehreren Planeten der Föderation Wissenschaftsteams, wie die Menschen das technisch überhaupt hinbekommen. Nahezu Absurdes kam dabei heraus. Hier die offizielle Zusammenfassung:

Die grundlegende Ernährung aller Lebewesen sind wie auf anderen Planeten die Pflanzen. Auch für Menschen sind Pflanzen die gesündeste und sicherste Nahrungsquelle. Die wichtigsten Nahrungspflanzen für Menschen heißen Mais, Weizen, Soja und Reis. Davon verfüttern die Menschen nachweislich, außer bei Reis, die höchsten Mengen an die unterdrückten Tiere, die sie nur zum Spaß essen.

Hier eine genaue Auflistung aus der Bioscan-Analyse.

An von Menschen versklavte und überwiegend auch gegessene Tiere werden verfüttert:

75 Prozent der Maisernte
34 bis 57 Prozent der Weizenernte
98 Prozent der Sojaernte
4 Prozent der Reisernte

Weltgetreide

in % verbraucht von

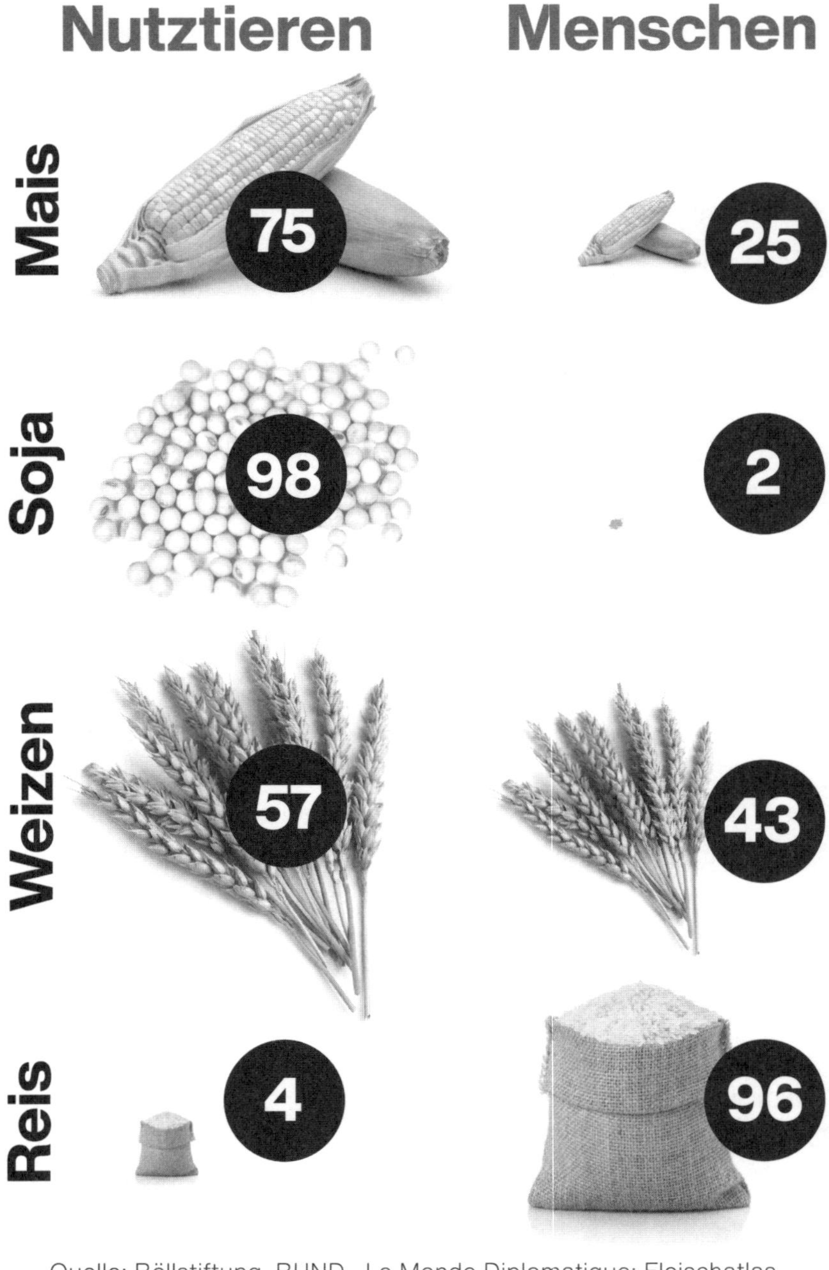

Quelle: Böllstiftung, BUND, Le Monde Diplomatique: Fleischatlas

Noch absurder erscheint den Wissenschaftler*innen, dass die Menschen durch diese Verschwendung der Pflanzen auch sogenannte Milchprodukte herstellen. Dabei sind Menschen ja selbst Säuger und ernähren mit der Milch der Menschen-Mutter ihre eigenen Babys. Eigenartig, dass sie dann Rinder, aber auch Schafe, Ziegen, Kamele und sogar Pferde deren Milch absaugen, um daraus zu etwa zwei Dritteln wiederum für sich selbst herzustellen. Schockierend ist auch, dass die Menschen 25 Prozent der von ihnen gefangenen Lebensart der sogenannten Fische, die ausschließlich in den H_2O-Vollräumen leben, ebenfalls an andere Tiere verfüttern.

Technologisch ist das Massentöten der Tiere durch Menschen nur möglich, weil es gierige Industrien auf dem Planeten gibt, die das so-

Vor~~ur~~teil

Vorurteil:

Man kann gar nicht so viele Pflanzen anbauen, dass alle Menschen satt werden.

Vorteil:

Es ist ja genau umgekehrt: Mehr als die Hälfte der Getreideernten landet als Futter in der Tierhaltung, auch über 90 Prozent des Sojas. Wir können alle Menschen vegan ernähren, aber bei einer weiter ansteigenden Weltbevölkerung nicht mehr alle mit nicht-veganen Nahrungsmitteln.

genannte Haber-Bosch-Verfahren ausgenutzt haben, mit dem man mehr Pflanzen düngen und ernten kann als normalerweise denkbar. Erst diese Erfindung ermöglichte die massenhafte Versklavung der anderen Lebewesen – das scheint den meisten Menschen jedoch nicht bewusst zu sein. Mit derselben Erfindung waren Kriege möglich, die binnen weniger Tage und Wochen ganze Städte in Schutt und Asche legen können. Die Menschen führen ihre schlimmsten Kriege mit ein und derselben Technologie. Sowohl der Krieg gegen die Tiere benötigt das Haber-Bosch-Verfahren als auch der Krieg gegen andere Menschen. Aus dem durch das Verfahren gefertigten Ammoniak stellt die dominante Lebensform einerseits Sprengstoff und andererseits Stickstoff zum Düngen her.

Auf dem Planeten werden hauptsächlich drei Düngemittel verwendet: Das erste wird Stickstoff genannt und ist ein Produkt des Haber-Bosch-Verfahrens. Stickstoff zerstört aber die Wasservorräte und die Böden durch einen auch uns bekannten Stoff, der auf der Erde Nitrat heißt und die Meere zerstört. Dort haben sich gigantisch große Todeszonen gebildet, die der Mensch nicht wahrzunehmen scheint. Über die mit Stickstoff gedüngten Landflächen werden Stickstoff und Nitrat von Flüssen in die Meere und Ozeane gespült und regen dort das Algenwachstum an. Die Wissenschaftler*innen konnten nicht fassen, dass die Menschen tatsächlich so dumm sind und das zulassen. Denn sie zerstören sich damit auch selbst. Milliarden Tonnen Kot von den von ihnen versklavten Tieren müssen sie ebenfalls so verteilen, dass damit nicht die Wasservorräte belastet werden. Das gelingt den Menschen jedoch immer schlechter. Dabei sind die Menschen auf Wasser angewiesen und hier explizit empfindlicher als die Pflanzen.

Ein Forschungsmitglied des Raumschiffes, das als erstes die Erde entdeckte, merkte noch an, dass diese Milliarden Tiere ohne das Verfahren gar nicht leben würden. Die aus dieser Bemerkung angeregten Untersuchungen zeigten auch, dass die in den Massenunterkünften sich aufhaltenden Schweine und Hühner komplett verzüchtete Gestalten sind, die einem leidtun müssen. Die anderen beiden Hauptdüngemittel, genannt Phosphor und Kali, sind nicht ganz so schädlich, aber endlich, vor allem Phosphor. Eine Methode, es künstlich herzustellen, gibt es nicht. Das ganze System droht deshalb in sich zusammenzubrechen. Das wissen aber nur sehr wenige Menschen. Für diese und die anderen aufgeworfenen wichtigen Fragen interessieren sich viele der Menschen überhaupt nicht.

Die Föderation prognostiziert, dass die Menschen auf eine rein pflanzenbasierte Ernährung umstellen müssen, andernfalls zerstören sie selbst den Planten, auf dem sie leben. Doch Widerstand regt sich. Die Vernünftigen, die nur Pflanzen essen, nennen sich selbst Veganer*innen. Der Föderationsrat erwägt, geheime Kontakte zu ihnen aufzunehmen und sie alsbald dabei zu unterstützen, die Macht auf der Erde zu übernehmen und eine äußerst friedfertige, ihnen wesensgemäße vegane Revolution auf dem Planeten Erde auszulösen.

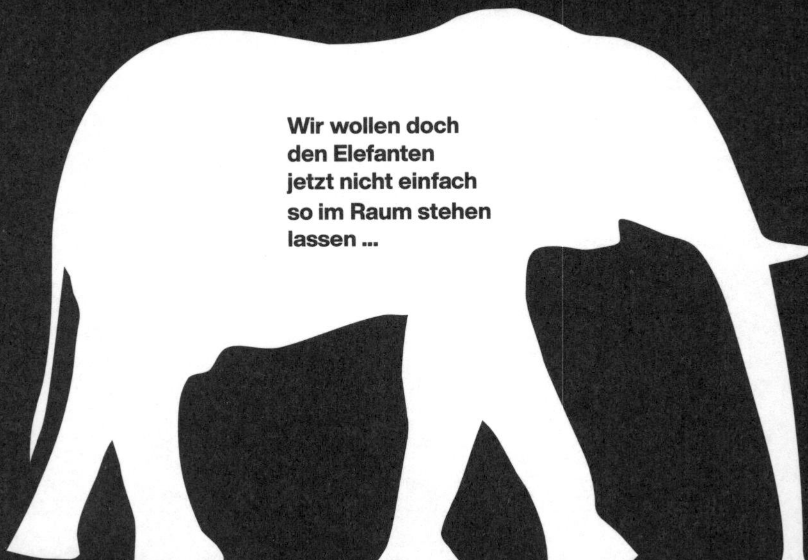

Was ich selbst tun kann ...

Mein persönlicher Stufenplan zur veganen Revolution

Beantworten Sie für sich selbst folgende Fragen:

1.
Müssen wir Tieren weiterhin Leid antun, wenn wir unsere Lebensmittel in gleicher und sogar besserer Qualität ersetzen können?

○ Ja ○ Nein ○ Weiß nicht

2.
Ist es sinnvoll, die vegane Ernährung zu fördern, um die Klimaschutzziele zu erreichen?

○ Ja ○ Nein ○ Weiß nicht

3..
Können Sie sich vorstellen, sich vegan zu ernähren, um den Regenwaldabbau im Amazonas zu stoppen?

○ Ja ○ Nein ○ Weiß nicht

4.
Glauben Sie, dass Ihre Eltern und Großeltern über die geschichtlichen Hintergründe des Konsums tierischer Nahrungsmittel und über dessen Folgen Bescheid wussten?

○ Ja ○ Nein ○ Weiß nicht

5.
Als Sie persönlich damit anfingen, tierische Produkte wie Fleisch, Eier, Fisch und Milchprodukte zu essen, waren Sie da ein Mensch, der das frei entscheiden konnte und sich Ihrer selbst bewusst? Wie alt waren Sie? Ich war _____ Jahre alt.

- ○ Ich hatte dafür Bewusstsein
- ○ Ich hatte dafür kein Bewusstsein

6.
Das Leben und Leiden der Tiere ...

○ ist mir nicht egal ○ interessiert mich nicht
○ ist nicht schlimm ○ soll nicht mehr von Menschen systematisch verursacht werden

7.
Das Haber-Bosch-Verfahren ist die Grundvoraussetzung für die Massentierhaltung. Die in diesem Buch aufgeführten Hintergründe sollten endlich Eingang in die Schulbücher finden.

○ Ja ○ Nein ○ Egal

Anmerkungen

PERSPEKTIVWECHSEL

1. Außenansicht I

1. »Ja, schön ist der Planet«, online unter: //solarsystem.nasa.gov/planets/earth/overview/.
2. Martin, Marion: »Auf der Erde leben 8,7 Millionen Arten«, *Geo*, 26. August 2011«, online unter: www.geo.de/natur/oekologie/4178-rtkl-biodiversitaet-auf-der-erde-leben-87-millionen-arten.
3. Koch, Hannes: »60 Milliarden Tiere werden getötet, um gegessen zu werden«, *Der Westen*, 09. Januar 2014, online unter: www.derwesten.de/panorama/60-milliarden-tiere-werden-getoetet-um-gegessen-zu-werden-id8853722.html.

2. Darwins Innenansicht

1. Darwin, Charles: *Gesammelte Werke, Vergleich der Geisteskräfte des Menschen mit denen der niederen Tiere*, Frankfurt am Main, 2006, Seite 793.

3. Käse-Vermessung

1. »Virtuelles Wasser: Wasser versteckt in unserem Einkaufskorb«, klasseWasser.de, online unter: //klassewasser.de/content/language1/downloads/klassewasser_Info%20virtuelles%20wasser_produktgalerie.pdf.
2. »Wie gesund ist Milch?«, *Ärzteblatt*, 04. März 2020, online unter: www.aerzteblatt.de/blog/109428/Wie-gesund-ist-Milch.
3. Ebd.

5. Vegantag: Fanatisch oder fantastisch?

1. Unfried, Peter: »Nicht alles ist gut, aber alles ist klar«, *taz*,14. Januar 2017, online unter: taz.de/Archiv-Suche/!5371451/.
2. Lantermann, Ernst-Dieter: *Die radikalisierte Gesellschaft. Von der Logik des Fanatismus*. München, 2016.

CORONAVIRUS ODER CARNIVORUS

1. Alles kommt zurück

1. *Coronavirus*, Friedrich-Löffler-Institut, online unter: www.fli.de/de/aktuelles/tierseuchengeschehen/coronavirus/.
2. Cyranoski, David: Inside the Chinese lab poised to study world's most dangerous pathogens, *Nature*, 22./23. Februar 2017.
3. »Masernvirus älter als angenommen«, *Ärzteblatt*, 03. Januar 2020, online unter: www.aerzteblatt.de/nachrichten/108467/Masernvirus-aelter-als-angenommen.
4. Harvey, Fiona: »Jane Goodall: humanity is finished if it failst o adapt after Covid-19«, *Guardian*, 03. Juni 2020, online unter: www.theguardian.com/science/2020/jun/03/jane-goodall-humanity-is-finished-if-it-fails-to-adapt-after-covid-19.
5. Ashelm, Michael, Stefanie Diemand: »Ein sich selbst zerstörender Kreislauf«, Fairr, 19. Juni 2020, online unter: www.fairr.org/article/ein-sich-selbst-zerstorender-kreislauf/.

2. Ausnerzung

1. Baltzer , Eduard: *Pythagoras, der Weise von Samos: ein Lebensbild*, Nordhausen 1868.
2. Billmayer, Luisa:« Corona: Eigentlich galt sie als ausgerottet – Tier-Mutation in Bayern plötzlich erneut aufgetaucht«, Merkur, 16. Februar 2021, online unter: www.merkur.de/

welt/coronavirus-deutschland-bayern-mutation-nerz-cluster-5-neuulm-variante-tier-drosten-rki-90203580.html.
3. Borrud, Gabriel, Neil King: »After cornovirus: Out relationship with meath and the next pandemic«, *Deutsche Welle*, 20. November 2020, online unter: www.dw.com/en/after-coronavirus-our-relationship-with-meat-and-the-next-pandemic/a-55594449.
4. Ebd.

3. Der große Reset?
1. Schwab, Klaus, Thierry Malleret: *Covid-19: The Great Reset*, Köln/Genf 2020, S. 224.

4. Stakeholder oder Steakholder Value
1. Barden-Fürchtenicht, Sibylle: »Wir brauchen einen Neusart des Kapitalismus«, *Capital*, online unter: https://www.capital.de/wirtschaft-politik/wir-brauchen-einen-neustart-des-kapitalismus.
2. Ebd.
3. Ebd.
4. Schürmeyer, Jörg: »117 Prozent mehr Nachfrage«, *Nordwest Zeitung*, 01. Februar 2021, online unter: mobil.nwzonline.de/die-wirtschaft/unternehmen/ruegenwalder-muehle-veggie-produkte-bad-zwischenahn_a_50,11,4247979860.html. Weitere Informationen: Bach, Steffen: »Veggie-Linie bringt Rekordumsatz«, *Fleischwirtschaft*, 26. Juni 2020, online unter: www.fleischwirtschaft.de/wirtschaft/nachrichten/Ruegenwalder-Muehle-Veggie-Linie-bringt-Rekordumsatz-42264;
   Terpitz, Katrin: Rügenwalder Mühle: »Veggie-Fleisch überholt erstmals klassische Wurst«, *Handelsblatt*, 27. August 2020, online unter: www.handelsblatt.com/unternehmen/handel-konsumgueter/ceo-michael-haehnel-ruegenwalder-muehle-veggie-fleisch-ueberholt-erstmals-klassische-wurst/26128214.html?ticket=ST-370370-oYa5r2Owdis4N9PNRkdM-ap1.

5. Zwei Arten von Lockdown
1. Mill, John-Stuart: *Über die Freiheit.*

VEGAN IST DER ELEFANT IM RAUM

1. Kunst und Kultur
1. §1: »1 Zweck dieses Gesetzes ist es, aus der Verantwortung des Menschen für das Tier als Mitgeschöpf dessen Leben und Wohlbefinden zu schützen. 2 Niemand darf einem Tier ohne vernünftigen Grund Schmerzen, Leiden oder Schäden zufügen.« Online unter: dejure.org/gesetze/TierSchG/1.html.
2. »Der ›vernünftige Grund‹ für die Tötung von Tieren«, online unter: www.tierschutzombudsstelle.steiermark.at/cms/dokumente/11642258_50074656/2f4227b6/Tier%C3%A4rztekammer_Beitrag_Der%20vern%C3%BCnftige%20Grund%20f%C3%BCr%20die%20T%C3%B6tung%20von%20Tieren.pdf.
3. Chmielewska, Justyna, et al.:« Der ›vernünftige Grund‹ zur Tötung von überzähligen Tieren. Eine klassische Frage des Tierschutzrechts im Kontext der medizinischen Forschung«, 2015, online unter: link.springer.com/content/pdf/10.1007/s10357-015-2903-9.pdf, S. 678.

2. Selbstentwertung
1. Wirth, Hans-Jürgen: »Warum wir auch jetzt keine Vegetarier werden«, *Spiegel*, 21. Juni 2020, online unter: www.spiegel.de/psychologie/coronavirus-bei-toennies-warum-wir-auch-jetzt-keine-vegetarier-werden-a-8afc8b9d-b7c4-46f9-a8e9-3b399be03ee5.

3. Abendland
1. Wallrodt, Lars: »Hier brüllt der stärkste Veganer der Welt«, *Welt*, 28. März 2015, online unter: www.welt.de/sport/fitness/article138788688/Hier-bruellt-der-staerkste-Veganer-der-Welt.html.
2. Köppel, Roger: »›Nuklearenergie ist das Wichtigste. Sie ist die saubere Energie der Zukunft‹«, *Welt*, 06. September 2020, online unter: www.welt.de/wirtschaft/plus

215029272/Paypal-Gruender-Peter-Thiel-Nuklearenergie-ist-die-saubere-Energie-der-Zukunft.html.

3. »Kissinger: ›Wenn ich gehe, dann ohne Skandal‹«, *Spiegel*, 17. Juni 1974, online unter: www.spiegel.de/spiegel/print/d-41696578.html.
4. Vandome, Christopher: »Chatham House History: Five Key Moments on Africa, Chatham House«, 09. Juli 2020, online unter: www.chathamhouse.org/2020/07/chatham-house-history-five-key-moments-africa.
5. Grose, Peter: *Continuingthe Inquiry. The Council on Foreign Relations from 1921 to 1996. A Council on Foreign Relations Book*, New York City, 1996/2006, online unter: cdn.cfr.org/sites/default/files/book_pdf/Continuing_The_Inquiry.pdf.
6. »Kissinger: ›Wenn ich gehe, dann ohne Skandal‹«, *Spiegel*, 17. Juni 1974, online unter: www.spiegel.de/spiegel/print/d-41696578.html.
7. »Henry A. Kissinger Chair for U. S. Foreign Policy, Council on Foreign Relations«, online unter: www.cfr.org/henry-kissinger-chair-us-foreign-policy.
8. Spengler, Oswald: *Der Untergang des Abendlandes,* 1. Band, 13. Kapitel, S. 50.
9. Ebd.
10. Ebd.
11. Spengler, Oswald: *Der Mensch und die Technik. Beitrag zu einer Philosophie des Lebens*. 4. Kapitel: Raubtiere und Pflanzenfresser.
12. Ebd.
13. Ebd.

4. Elefant

1. »Lion vs Elephant Real Fight | Elephant Rescued Buffalo From Lion Attack«, 13. September 2017, online unter: www.youtube.com/watch?v=_zIqhorgS6Y.
   »Junger Elefant schüttelt 14 Löwen ab«, 13. November 2014, online unter: www.youtube.com/watch?v=iGJ5MXRay_Q.
2. Luxemburg, Rosa: *Briefe aus dem Gefängnis*. 24. November.1917, aus Breslau.

7. Die Präsidentenkrawatte

1. Carle, Eric: *Die kleine Raupe Nimmersatt*, Oldenburg 1969.
2. Rupprecht, Isabelle: »Seeeeehr hungrig«, *Süddeutsche*, 17. Mai 2012, online unter: www.sueddeutsche.de/kultur/die-kleine-raupe-nimmersatt-wird-40-seeeeehr-hungrig-1.386666.
3. Heidenreich, Bärbel: »Seide«, 16. Oktober 2017, online unter: www.planet-wissen.de/technik/werkstoffe/seide/index.html.
4. https://www.sofw.com/de/sofw-journal/articles-de/44-specialties/988-vegane-seide-wie-kann-seide-vegan-sein.

8. Historischer Käse

1. »›Pflanzenkäse‹ darf nicht Käse heißen«, *Zeit online*, online unter: www.zeit.de/wirtschaft/2017-06/eugh-tofu-kaese-werbung-vermarktung-urteil-tofutown.
2. Liebig, Justus: *Chemische Briefe*. 18. Brief.

9. Illiberales Jägerlatein

1. Heuss, Theodor: Brief an Toni Stolper (02.12.1955), in: Theodor Heuss: *Briefe 1954–1959*, herausgegeben und bearbeitet von Ernst Wolfgang Becker / Martin Vogt / Wolfram Werner, Berlin/Boston 2013, S. 243.
2. Aus einem Geleitwort für den »Tierschutzkalender 1955«, in: BArch, B 122, 2284/2.
3. »Jagdstatistik: Jäger töten jedes Jahr rund 5 Millionen Wildtiere«, Peta 50 plus, online unter: //peta50plus.de/jagdbilanz.
4. »Schwarzwildjagd mit Nachtsicht- und Nachtzielgeräten«, online unter: www.bundestag.de/resource/blob/549326/f96ae784052b8e8da4fa0e2431af3054/WD-5-001-18-pdf-data.pdf.
5. Widmann, Marc: »Friedhof der Kuscheltiere«, Süddeutsche, 19. Februar 2014, online unter: www.sueddeutsche.de/panorama/robbenjagd-auf-sylt-friedhof-der-kuscheltiere-1.1892777.
6. Reichholf, Josef H: *Die Zukunft der Arten: Neue ökologische Überraschungen*. München, 2009.

7. Podbregar, Nadja: »Schlaue Schweine« Wissenschaft.de, 28. Dezember 2017, online unter: www.wissenschaft.de/umwelt-natur/schlaue-schweine/.
8. »Große Zitate von Hans-Dietrich Genscher«, Morgenpost, 01. April 2016, online unter: www.morgenpost.de/politik/article207348967/Grosse-Zitate-von-Hans-Dietrich-Genscher.html.
9. Peter, Tobias, Gordon Repinski: »Warum sind sei ein Jäger, Christian Lindner?«, *Göttinger Tageblatt*, 10. November 2018, online unter: www.goettinger-tageblatt.de/Nachrichten/Politik/Deutschland-Welt/Warum-sind-Sie-ein-Jaeger-FDP-Chef-Christian-Lindner-im-Interview.
10. »Personenzahlen der Bundeswehr«, online unter: www.bundeswehr.de/de/ueber-die-bundeswehr/zahlen-daten-fakten/personalzahlen-bundeswehr.
11. »Zahl der Politzisten erreicht neuen Höchststand«, Welt, 15. November 2017, online unter: www.welt.de/politik/deutschland/article170625072/Zahl-der-Polizisten-erreicht-neuen-Hoechststand.html.

11. Echt Leder. Oder: Leider echt

1. Prospekt von COR: »Das Herz von COR«, online unter: www.cor.de/uploads/media/COR_Das_Herz_von_COR_02.pdf.
2. Franz, Lennart: »Cassina und Philippe Starck arbeiten jetzt mit veganem Ledderersatz«, AD-Magazin, 28. März 2019, online unter: www.google.de/amp/s/www.ad-magazin.de/amp/article/cassina-philippe-starck-veganes-leder.
3. Oering, Kristin: »Gift auf unserer Haut«, Süddeutsche, 05. Januar 2016, online unter: www.sueddeutsche.de/wissen/lederindustrie-gift-auf-unserer-haut-1.2802012.

12. Vegan ist der Elefant im Raum

1. Föderl-Schmid, Alexandra: »Aviv Kochavi«, *Süddeutsche*, 16. Januar 2019, online unter: www.sueddeutsche.de/politik/profil-aviv-kochavi-1.4289883.
2. Webber, Jemima: Israeli Military Appoints Ist First Vegan Lieutenant«, Livekindly, online unter: www.livekindly.co/israeli-military-appoints-first-vegan-lieutenant/.
3. Dreis, Achim, Michael Wittershagen: »Fleischlos erfolgreich«, *Frankfurter Allgemeine*, 03. November 2017, online unter: www.faz.net/aktuell/sport/mehr-sport/sportstars-wie-lewis-hamilton-sind-fleischlos-erfolgreich-15246776.html.
4. »Die ewige Martina« Süddeutsche, 11. Mai 2010, online unter: www.sueddeutsche.de/sport/grosses-tennis-die-ewige-martina-1.732712.

WAS IST MÖGLICH?

1. Die neuen Erbsenzähler: Ist eine vegane Welt möglich?

1. »Fleischatlas«, 2018, online unter: www.bund.net/fileadmin/user_upload_bund/publikationen/massentierhaltung/massentierhaltung_fleischatlas_2018.pdf.
2. Online unter: www.dsw.org/ (Stand März 2020).

2. Der sechste Sinn

1. Online unter: www.weizmann.ac.il/plants/Milo/home.
2. Shepon, Alon, et al.: »The opportunity cost of animal based diets exceeds all food losses«, PNAS, 10. April 2018, online unter: www.pnas.org/content/115/15/3804.
3. Ebd.;
   »Vegane Ernährung könnte 350 Millionen Menschen zusätzlich versorgen«, *Spiegel*, 27. März 2018, online unter: www.spiegel.de/wissenschaft/mensch/usa-vegane-ernaehrung-koennte-350-millionen-menschen-zusaetzlich-versorgen-a-1200031.html.

3. Meer Veganer, bitte! Oder: Im Strudel des Unvorstellbaren

1. »Plastikstrudel im Pazifik viermal größer als Deutschland«, Zeit.de, 22. März 2018, online unter: www.zeit.de/wissen/umwelt/2018-03/umweltverschmutzung-ozeane-muellstrudel-plastikmuell.
2. »Eine Million Tonnen Geisternetze im Meer«, Tagesschau, 29. Oktober 2020, online unter: www.tagesschau.de/inland/wwf-plastik-geisternetze-101.html.

3. »Eine Million Tonnen Geisternetze landet jährlich in den Meeren / Bergung muss staatliche Aufgabe werden«, WWF, 29. Oktober 2020, online unter: www.wwf.de/2020/oktober/geisternetze-die-unsichtbare-gefahr.
4. »Fishing the feed«, Changing Markets, online unter: changingmarkets.org/portfolio/fishing-the-feed/.

4. »Vegan ist mir zu extrem«

1. Popper, Karl R.: *Die offene Gesellschaft und ihre Feinde, I: Der Zauber Platons*, Tübingen: Francke Verlag, 6. Auflage 1980, S. 359.

5. Beezwölf: Ein Dutzend Falschinformationen

1. »6 Mythen und Fakten rund um das Vitamin B12«, Vegane Gesellschaft, online unter: www.vegane.org/vitamin-b12/.
2. »Spezialpräparate«, Kraftfutter-Meyer GmbH, online unter: www.kraftfutter-meyer.de/vitaplus.html.
3. »Instrinsic Factor«, DocCheck, online unter: flexikon.doccheck.com/de/Intrinsic_Factor.
4. Kysil, Olga Aleksandrocna: *Entwicklung neuartiger pflanzlicher Extrakte mit hohem essentiellen Vitamin B_{12}-Gehalt*, Hannover 2014, online unter: $_{d}$-nb.info/1053416199/34.
5. »Pflanzliches Vitamin B_{12} patentrechtlich geschützt«, MMW – Fortschirtte der Medizin, 2019, online unter: link.springer.com/article/10.1007/s15006-019-0913-x.

6. Vegane Transformation – Geld verdienen mit Produkten, die niemandem wehtun

1. »Vegane Transformation – Geld verdienen ohne Massentierhaltung«, Foodinsider, 07. Februar 2019, online unter: www.sfet.de/de/vegane-transformation/.

AUF DAS KLIMA KOMMT ES AN

1. Eins-komma-fünf? C'est la vie

1. Ehrenstein, Claudia: »Wie 40 000 Menschen das Weltklima retten wollen«, *Welt*, 26. November 2015, online unter: www.welt.de/politik/deutschland/article149267646/Wie-40-000-Menschen-das-Weltklima-retten-wollen.html.

2. Das ist der Gipfel!

1. Nezik, Ann-Kathrin: »Jeder Veganer spart jährlich zwei Tonnen an Treibhausgasen«, Spiegel, 26. April 2019, online unter: spiegel.de/wissenschaft/mensch/veganer-sparen-jaehrlich-zwei-tonnen-treibhausgase-a-1264577.html.
2. »Frech chefs cook up a storm for climate change summit«, France24, 01. Dezember 2015, online unter: www.france24.com/en/20151201-french-chefs-cook-storm-climate-change.
3. Ebd.
4. Nezik, Ann-Kathrin: »Jeder Veganer spart jährlich zwei Tonnen an Treibhausgasen«, Spiegel, 26. April 2019, online unter: spiegel.de/wissenschaft/mensch/veganer-sparen-jaehrlich-zwei-tonnen-treibhausgase-a-1264577.html.

3. Der innere Klimawandel

1. Antoine de Saint-Exupéry: Der kleine Prinz.
2. Hammer, Walter: *Dokumente des Vegetarismus*, Leipzig, 1912, Bd. 2, S. 28.

6. Bio für alle geht nur vegan

1. »Wie Pestizide das Überlegen der Bienen gefährden«, BUND, online unter: www.bund.net/umweltgifte/pestizide/bienen-und-pestizide/.
2. »Fakten zur Nitratbelastung in grund- und Trinkwasser«, Umwelt Bundesamt, 11. Mai 2018, online unter: www.umweltbundesamt.de/themen/fakten-zur-nitratbelastung-in-grund-trinkwasser.
3. Mehr Informationen unter: www.boelw.de/service/bio-faq/klima-umwelt/artikel/was-bringt-bio-fuer-die-umwelt/.

4. Schürer, Julia: »Ein Drittel mehr Bio-Anbaufläche in der EU«, agrarheute, 06. Februar 2020, online unter: www.agrarheute.com/markt/drittel-mehr-bio-anbauflaeche-eu-564602.
5. »Neue Studie: Bio kann die Welt ernähren, aber weniger Fleischkonsum nötig«, Weltagrarbericht, 15. November 2017, online unter: www.weltagrarbericht.de/aktuelles/nachrichten/news/de/32851.html.
6. Steiner, Rudolf: *Der Landwirtschaftliche Kurs. Geisteswissenschaftliche Grundlagen zum Gedeihen der Landwirtschaft*.
7. Pfeiffer, Ehrenfried: *Ein Leben für den Geist*.
8. »Die neue Düngeverordnung muss die Gewässer schützen«, BUND, online unter: www.bund.net/themen/landwirtschaft/folgen-fuer-die-umwelt/ueberduengung/.
9. Nickelsen, Djuke: »Ein emsiger, aber lichtscheuer Geselle«, NABU, online unter: https://www.nabu.de/tiere-und-pflanzen/sonstige-arten/02265.html.

... UND DIE KLIMAANLAGE

1. Regenwaldfresser

1. »Hähnchenmast im Blickpunkt«, Landwirtschaftskammer Nordrhein-Westfalen, online unter: www.landwirtschaftskammer.de/duesse/tierhaltung/gefluegel/versuche/masthaehnchen/2011-haehnchenmast-im-blickpunkt.pdf.
2. »Deutsche Babys wiegen (fast) am meisten«, Ärzteblatt, 27. Januar 2017, onlineunter: www.aerzteblatt.de/nachrichten/72752/Deutsche-Babys-wiegen-(fast)-am-meisten.

2. Eiweißlücke

1. Schulz, Raimund: *Abenteurer der Ferne. Die großen Entdeckungsfahrten und das Weltwissen der Antike*, Stuttgart 2016.
2. »Konventionelle Hähnchenmast«, Thünen, online unter: www.thuenen.de/de/thema/nutztiershyhaltung-und-aquakultur/haltungsverfahren-in-deutschland/konventionelle-haehnchenmast/.
3. »Da lachen die Hühner – Tierhaltung umbauen!« BUND, online unter: www.bund.net/fileadmin/user_upload_bund/publikationen/massentierhaltung/massentierhaltung_tierwohllabel_haehnchen.pdf_01.pdf.
4. »Verzicht auf Sojaimporte würde Milliarden kosten«, Proplanta, 28. Juni 2015, online unter: www.proplanta.de/agrar-nachrichten/agrarwirtschaft/verzicht-auf-sojaimporte-wuerde-milliarden-kosten_article1435482045.html.
5. »Schließung der Eiweißlücke fordert 1,8 Mio. ha Proteinpflanzen«, topagrar, 27. November 2019, online unter: www.topagrar.com/acker/news/schliessung-der-eiweisslueckeerfordert-1-8-mio-ha-proteinpflanzen-11917755.html.
6. »China's Soy Imports to Top 100 Million Tons as U. S. Supply Jumps«, Bloomber, 22. Dezember 2020, online unter: www.bloomberg.com/news/articles/2020-12-22/china-s-soy-imports-to-top-100-million-tons-as-u-s-supply-jumps.

3. Bolsonaro oder Bolognese

1. Bruns, Christoph: »Bayer in amerikanischer Hand«, *Capital*, 28. September 2016, online unter: www.capital.de/geld-versicherungen/bayer-in-amerikanischer-hand.
2. »Ohne Gentechnik! Und wo kommt das ganze Futter her?«, online unter: www.transgen.de/lebensmittel/2622.futter-soja-ohne-gentechnik.html.
3. Fehling, Jonas: »Diese 35 frimen kontrollieren die Welt«, Focus online, 09. November 2018, online unter: www.focus.de/finanzen/news/das-netzwerk-der-macht-diese-konzernen-kontrollieren-die-welt_id_3929949.html.
4. Elliesen, Moritz: »›Jetzt haben wir ein Mega-Problem‹«, Welt-Sichten, 25. April 2019, online unter: www.welt-sichten.org/artikel/36064/jetzt-haben-wir-ein-einziges-mega-problem.
5. Bartz, Tim, Dinah Deckstein, Martin Hessen Nils Klawitter, Gerald Traufetter: »Greta und Larry lassen die Bosse zittern«, *Spiegel*, 21. Februar 2020, online unter: www.spiegel.de/wirtschaft/unternehmen/verwundbare-konzerne-greta-laesst-die-bosse-zittern-a-00000000-0002-0001-0000-000169587514.

6. Götze, Susanne: »Wenn sich Konzerne als Klimaschützer inszenieren«, Spiegel, 23. Suptember 2019, online unter: www.spiegel.de/wissenschaft/mensch/klima-gipfel-in-new-york-wenn-sich-konzerne-als-klimaschuetzer-inszenieren-a-1287778.html.
7. Steverman, Ben: »Secret club for billionaires who care about climate change«, Japan Times, 17. November 2020, online unter: www.japantimes.co.jp/news/2020/11/17/world/billionaires-climate-change/;
Wiedeman, Reeves: »The Rockefellers vs the Company That Made Them Rockefellers«, Intelligencer, 2018, online unter: nymag.com/intelligencer/2018/01/the-rockefellers-vs-exxon.html;
McKibben, Ben: »Wall Street is starting to put pressure on the fossil fuel industry – just not aggressively enough«, Fortune, 16. März 2020, online unter: fortune.com/longform/wall-street-fossil-fuels-divest-climate-change/;
Volcovici, Valerie: »Philanthrophies, Including Rockefellers, and Investors Pledge $50 Billion Fossil Fuel Divestment«, Scientific American, 22. September 2014, online unter: www.scientificamerican.com/article/philanthropies-including-rockefellers-and-investors-pledge-50-billion-fossil-fuel-divestment1/.
8. »IM Privatjet zum Klimagipfel auf Sizilien«, jetzt, 03. August 2019, online unter: www.jetzt.de/umwelt/im-privatjet-zum-klimagipfel-auf-sizilien-prinz-harry-leonardo-dicaprio-katy-perry-und-barack-obama-werden-dort-erwartet.
9. Kaiser, Stefan, Stefan Simons: »Einmal Banker, immer Banker?«, *Spiegel*, 04. Mai 2017, online unter: www.spiegel.de/wirtschaft/soziales/emmanuel-macron-schadet-ihm-seine-bankerkarriere-bei-der-wahl-a-1146089.html.
10. Laylin, Tafline: »David de Rothschild Talks Adcenture And Plastic With Green Prophet«, Green Prophet, 01. Juni 2011, online unter: www.greenprophet.com/2011/06/david-de-rothschild-adventure-plastic/.
11. »David Mayer de Rothschild«, online unter: de.wikipedia.org/wiki/David_Mayer_de_Rothschild.
12. »Young Champions: David de Rothschild«, 13. Juni 2017, online unter: www.youtube.com/watch?v=GGrQLxBv2YY.
13. »Rothschild Says Climate Change ›Past Point of Talking‹«, 23 März 2012, online unter: www.youtube.com/watch?v=5vS1l2X_G9Q.
14. Busch, Alexander: »Nach dem Verbot von Glyphosat sammelt Brasiliens Agrarlobby ihre Kräfte«, *Neue Züricher Zeitung*, 09. August 2018, online unter: www.nzz.ch/wirtschaft/brasiliens-agrarlobby-sammelt-ihre-kraefte-ld.1409997.

4. Das Tor zum Weltverbrechen

15. Minten, Markus: »Ein Schiff wird kommen…«, Nordwest Zeitung, 19. Dezember 2016, online unter: www.nwzonline.de/wirtschaft/weser-ems/ein-schiff-wird-kommen_a_31,2,254281135.html.

DER DUFT DER WEITEN WELT

1. Wie man aus Sch... Geld machte, macht und damit die Welt zerstört

1. Klaproth, M. H.: *Beiträge zur chemischen Kenntnis der Mineralkörper.* Bd. 4 Posen & Berlin 1807, S. 300.
2. »Ein Hamburger Kaufmann im Spiegel der Tagebücher seiner Ehefrau«, Hamburgische-Wissenschaftliche-Stiftung, online unter: h-w-s.org/aktuelles/ohlendorff/.
3. Schröder, Hans Joachim: »Heinrich Freiherr von Ohlendorff«, online unter: hup.sub.uni-hamburg.de/volltexte/2014/144/pdf/HamburgUP_MfW15_Ohlendorff.pdf, Seite 36.
4. »Preparation or purification of gas mixture for ammonia systhesis«, online unter: patents.google.com/patent/US1202995A/en-.
5. Wiedlich, Susanne: »Forscher an vorderster Front«, Spiegel, 20. Dezember 2013, online unter: www.spiegel.de/geschichte/chemiker-fritz-haber-wissenschaftler-an-vorderster-front-a-951359.html.

2. Kurze Intermission

1. Gruhl, Herbert: *Ein Planet wird geplündert*, Frankfurt a. M. 1975.
2. Ebd. S. 75.

3. Ein Planet wird immer noch geplündert

1. »»Ja, die Welt ist eben komisch««, *Spiegel*, 23. Juli 1978, online unter: www.spiegel.de/spiegel/print/d-40694073.html.
2. Milder, Stephen: »Von Brüssel nach Bonn: Die Gründung der SPV-Die Grüne und die Europawahl von 1979«, Heinrich Böll Stiftung, 15. März 2019, online unter: www.boell.de/de/2019/03/15/von-bruessel-nach-bonn-die-gruendung-der-spv-die-gruenen-und-die-europawahl-von-1979.
3. Reimar, Paul: »Bundesverdienstkreuz für Herbert Gruhl. Niedersächsische Umweltministerin würdigt ›Vater der deutschen Umweltpolitik‹«, *taz*, 07. November 1991.
4. Gruhl, Seite 73.
5. Gruhl, Seite 79.
6. Gruhl, Seite 79.

4. Die Wahrheit macht sich aus dem Staub

1. Schneidemesser, Erika von, et al.: »Landwirtschaft, Ammoniak und Luftverschmutzung«, IASS Fact Sheet 1/2916, Juni 2016, online unter: www.iass-potsdam.de/sites/default/files/files/online_factsheet_ammoniak.pdf.
2. Ebd.
3. Dierig, Carsten: »Vegane Gesellschaft fordert Musterklage für Fleischverbote«, *Welt*, 18. Januar 2019, online unter: www.welt.de/wirtschaft/article187275826/Feinstaub-Vegane-Gesellschaft-fordert-Musterklagen-fuer-Fleischverbote.html.
4. Gropius, Tatiana: »AKK keilt gegen Veganer-Initiative: Wert sind die Fleischverbot-Befürworter?«, Focus online, 31. Januar 2019, online unter: www.focus.de/politik/deutschland/cdu-chefin-akk-keilt-gegen-veganer-initiative-wer-sind-die-fleischverbot-befuerworter_id_10214659.html.
5. Schneidemesser, Erika von, et al.: »Landwirtschaft, Ammoniak und Luftverschmutzung«, IASS Fact Sheet 1/2916, Juni 2016, online unter: www.iass-potsdam.de/sites/default/files/files/online_factsheet_ammoniak.pdf.
6. Ebd.
7. Ebd.
8. »Bessere Luft und trotzdem mehr Feinstaub?«, mdr, 22. April 2020, online unter: www.mdr.de/wissen/corona-stillstand-bessere-luft-stickoxide-feinstaub-100.html.

5. Deadzones in den Meeren. Aber kein Sturm der Entrüstung

1. »Verteilung von Land und Wasser auf der Erdoberfläche«, online unter: de.statista.com/statistik/daten/studie/1109076/umfrage/verteilung-von-land-und-wasser-auf-der-erdoberflaeche/.
2. »Der Mensch: chemische Zusammensetzung«, FU Berlin, online unter: kirste.userpage.fu-berlin.de/medi/suppl/mensch.html.
3. »Immer mehr Fische kommen auf die Teller«, br, 10. Juli 2018, online unter: www.br.de/wissen/fisch-fischkonsum-zuchtfisch-fischverzehr-weltweit-bericht-fao-100.html.
4. »Angler-Mythos entzaubert: Fische fühlen Schmerz ähnlich wie Menschen«, Stern, 30. September 2019, online unter: www.stern.de/panorama/wissen/natur/angler-mythos-entzaubert--fische-fuehlen-schmerz-aehnlich-wie-menschen-8931906.html;
   Wecker, Katharina: »Auch Fische haben Gefühle«, Deutsche Welle, 25. August 2017, online unter:www.dw.com/de/auch-fische-haben-gef%C3%BChle/g-40236215.
5. Brod, Max: *Franz Kafka. Eine Biographie*,. Frankfurt a. M. 1954, Seite 93.
6. »Todeszonen im Meer«, Spektrum, 25. Oktober 2018, online unter: www.spektrum.de/video/todeszonen-im-meer/1604204.
7. »BUND veröffentlicht ›Chronik der Güllehavarien‹«, BUND, 12. September 2017, online unter: www.bund.net/service/presse/pressemitteilungen/detail/news/bund-veroeffent licht-chronik-der-guellehavarien/.
8. »Weltgrösster Algenteppich reicht von Afrika bis Mexiko«, Neue Züricher Zeitung, 04. Juli 2019, online unter: www.nzz.ch/wissenschaft/weltgroesster-algenteppich-reicht-von-westafrika-bis-mexiko-ld.1493873?reduced=true.

9. »NOAA forecasts very large ›dead zone‹ for Gulf of Mexico«, NOAA, überarbeitet am 12. Juni 2019, online unter www.noaa.gov/media-release/noaa-forecasts-very-large-dead-zone-for-gulf-of-mexico;

Lingenhöhl, Daniel: »Gigantische Todeszone im Golf von Mexiko«, Spektrum, 05. August 2017, online unter: www.spektrum.de/news/gigantische-todeszone-im-golf-von-mexiko/1491969.

COLORS OF DESTRUCTION

1. Die I. G. Farben und die bunten Hunde der Weltgeschichte

1. Loubuchi, Stefan: »Die I. G. Farbenindustrie AG und ihre Rolle im Dritten Reich«, Zukunft braucht Erinnerung, 23. Juli 2014, online unter www.zukunft-braucht-erinnerung.de/die-ig-farbenindustrie-ag-und-ihre-rolle-im-dritten-reich/.
2. Roth, Karl Heinz: Die Geschichte der I. G. Farbenindustrie AG bon der Gründung bis zum Ende der Weimarer Republik«, Norbert Wollheim Memorial, 2009, Frankfurt a. M., online unter: www.wollheim-memorial.de/files/999/original/pdf_Karl_Heinz_Roth_Die_Geschichte_der_IG_Farbenindustrie_AG_von_der_Gruendung_bis_zum_Ende_der_Weimarer_Republik.pdf.
3. »Berfius-Pier-Verfahren«, 1998, online unter: www.spektrum.de/lexikon/physik/bergius-pier-verfahren/1407.
4. Eckert, Daniel: »Mega-Unternehmen vor Apple waren weit skrupelloser und mächtiger«, Welt, 03. August 2018, online unter: www.welt.de/finanzen/article180553450/Vor-Apple-Fruehere-Mega-Unternehmen-waren-skrupelloser-und-maechtiger.html.
5. Registernummer: 388317, Registerauskunft, online unter: register.dpma.de/DPMAregister/marke/register/388317/DE.
6. »Zur Diskussion um eine angebliche Kooperation US-amerikansicher Firmen mit dem NS-Regime«, 28. September 2007, online unter www.bundestag.de/resource/blob/413382/5f1f11f4a4d63a299463e4a028683e55/wd-1-134-07-pdf-data.pdf, Seite 12.
7. Ebd.
8. »Verschlafener Außenposten wacht auf«, *Frankfurter Rundschau*, 14. August 2009, online unter: www.fr.de/politik/verschlafener-aussenposten-wacht-11479179.html.
9. Dulles Brother. CIA-RDP70-00058R000200150165-1.pdf, Foreign Broadcast Information Service, 31. Januar 1961.
10. Christianson, Scott: *The Last Gasp – The Rise and Fall of the American Gas Chamber. University of California*, 2010, S. 126–129.
11. »John Zinsser New York Paintings in Bonn«, online unter: www.adenauerhaus.de/sah_1_5__470.html.

2. Maschinen in Marsch setzen oder: Alles im braunen Bereich

1. Christianson, Scott: *The Last Gasp – The Rise and Fall of the American Gas Chamber. University of California*, 2010, , S. 126–129.
2. Spengler, Oswald: *Jahre der Entscheidung. Deutschland und die weltgeschichtliche Entwicklung,* München, 1933, Einleitung, Seite VII.
3. Ebd., Seite 165.
4. Dr. Hörner, Stefan: *Die in Auschwitz sterben mussten, haben andere auf dem Gewissen…,* Berlin 2010, Seite 38.
5. Roth, Karl Heinz: *Die I. G. Farbenindustrie AG von 1933 bis 1939*, S. 1.
6. »Kaufkraftäquivalente historischer Beträge in deutschen Währungen«, Januar 2021, online unter: www.bundesbank.de/resource/blob/615162/3334800ed9b5dcc976da0e65034c4666/mL/kaufkraftaequivalente-historischer-betraege-in-deutschen-waehrungen-data.pdf.
7. Münkel, Daniela: *Nationalsozialistische Agrarpolitik und Bauernalltag*, Frankfurt/Main, New York 1996, Seite 110.

3. Die Saat, die aufging: Heute düngen wir Deutschland und morgen die ganze Welt

1. »Ruhm-Fabrik«, 01. März 1950, *Spiegel*, online unter: www.spiegel.de/spiegel/print/d-44447465.html.
2. *New York Times*, 12. Juli 1934, Seite 1.

4. Never change a running system. Von der Grünen zur Veganen Revolution

1. »Africa's Turn. A New Green Revolution for the 21st Century«, Rockefeller Foundation, Juli 2006, online unter: www.rockefellerfoundation.org/wp-content/uploads/dc8aefda-bc49-4246-9e92-9026bc0eed04-africas_turn.pdf.
2. »The Green Revolution, Peace, and Humanity«, The Nobel Prize, 11. Dezember 1970, online unter: www.nobelprize.org/prizes/peace/1970/borlaug/lecture/.
3. Evenson, Robert: Assessing the Impact of the Green Revolution, 1960 to 2000. *Science,* Vol.300, 2003, S. 758-762.
4. »Africa's Turn. A New Green Revolution for the 21st Century«, Rockefeller Foundation, Juli 2006, online unter: www.rockefellerfoundation.org/wp-content/uploads/dc8aefda-bc49-4246-9e92-9026bc0eed04-africas_turn.pdf.
5. Haffmans, Susan, Lars Neumeister: »Giftige Exporte«, PAN Germany, 2019, online unter: www.meine-landwirtschaft.de/fileadmin/user_upload/schwerpunkt/pestizide/PAN_Germany_Giftige_Exporte_2019.pdf, Seite 10.
6. Gates, Bill: Is there enough meat for everyone? Can we produce enough meat for everyone without wrecking the planet?, 21. April 2015, online unter: www.gatesnotes.com/books/should-we-eat-meat.
7. Ebd.
8. Vidal, John: »Why is the Gates foundation investing in GM giant Monsanto?«, *the Guardian*, 29. September 2010, online unter: www.theguardian.com/global-development/poverty-matters/2010/sep/29/gates-foundation-gm-monsanto.
9. Ebd.
10. »Gedenkveranstaltung der Humboldt-Universität zu Berlin zum 60. Jahres des Kriegsendes«, online unter: www.hu-berlin.de/de/hu/gedenkveranstaltung.
11. »Hunger in Afrika: Allianz für eine Grüne Revolution in Afrika (AGRA) scheitert an selbstgeesteckten Zielen«, Brot für die Welt, 10. Juli 2020, online unter: www.brot-fuer-die-welt.de/pressemeldung/2020-hunger-in-afrika-allianz-fuer-eine-gruene-revolution-in-afrika-agra-scheitert-an-selbstgesteckten-zielen/.

5. Rainbow Warrior

1. Das Zitat scheint den alten Indigenen ähnlich in den Mund gelegt worden zu sein wie Albert Einstein seine Aussage über die Menschheit und das Universum. Die als Weissagung der Cree bekannt gewordene Aussage war Anfang der 1980er-Jahre quasi das Leitmotto der westdeutschen Umweltbewegung und der Rainbow Warrior.
2. Gates, Bill: *Wie wir die Klimakatastrophe verhindern,* München 2021, S. 150.
3. Ebd., S. 151.

HEILUNG

1. Cancel-Culture oder Cancer-Culture

1. Mounk, Yascha: »Kollektive Zensur«, *Zeit*, 12. August 2020, online unter: www.zeit.de/2020/34/cancel-culture-zensur-usa-meinungsfreiheit-debattenkultur?utm_referrer=https%3A%2F%2Fwww.google.com%2F.
2. »Reports finds precessed meats can cause cancer«, Harvard, online unter: www.hsph.harvard.edu/news/hsph-in-the-news/report-finds-processed-meats-can-cause-cancer/;
   Lutterotti, Nicola von: »Rotes Fleisch und Würste sind laut Forschern doch nicht so ungesund«, *Neue Züricher Zeitung*, 02. Oktober 2019, online unter: www.nzz.ch/wissenschaft/forscher-geben-entwarnung-rotes-fleisch-ist-doch-nicht-so-ungesund-ld.1512894.